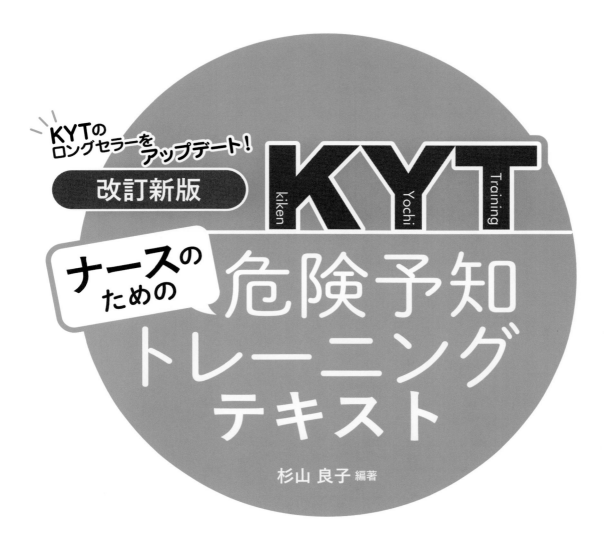

KYTの
ロングセラーを
アップデート！

改訂新版

KYT
kiken Yochi Training

ナースの
ための

危険予知
トレーニング
テキスト

杉山 良子 編著

MC メディカ出版

はじめに

　本書は、医療界においても注目されてきている危険予知トレーニング（KYT）のナース向けテキストとして、前版は再版を重ねてきました。

　第１章をKYTの総説として、元東北大学大学院教授の上原鳴夫先生（故人）に執筆していただきました。第２章は医療現場にKYTを適応させていくために知っておくべきこと、第３章は実際の「KYT基礎４ラウンド法」による展開例とKYTを実施するうえでのコツ、第４章はKYTイラストシート集、第５章は第４章の参考として危険ストーリー例と知ってほしいこと・教えたいことの留意点、で構成しました。

　KYTシート集は、現場で気軽にKYTを実施していくためのツールとして、40場面の選定に加えて新たに６場面を追加しました。このシートを大いに活用していただき、何気ない風景のなかに潜む危険要因に気づいてほしいと思っています。本書が紙媒体のためイラストシートをつくりましたが、写真でも、映像でも、会話の録音テープ、DVD（動画）、将来的にはVRもKYTのツールになり得ます。こうした素材を工夫し上手に使うことで、私たちの職場に潜むリスクを特定できる能力を培ってほしいと願っています。

　そして、危険要因の気づきから、事故防止対策を考え実施していくことへつなげていってほしいと願っています。エラー・事故が発生する前に問題を予測して、未然に防ぐことこそ重要なことです。100％は無理ですが、私たちが経験した事象から、その事象の本質的な因果メカニズムを理解できれば、同じメカニズムのもとでの現象もある程度は予測できるはずです。そうすれば、同じエラーの繰り返しを防ぐことができるのではないでしょうか。医療に生かすKYTとして、どんどん役立ててみようではありませんか。

　KYTは安全文化醸成のたしかな手がかりになるはずです。出版にあたり、力を寄せていただいた方々へ感謝します。

2022年８月吉日

杉山良子

CONTENTS

執筆　第**1**章………　**上原鳴夫**　うえはら　なるお†　元東北大学名誉教授（医学系研究科）
　　　　　　　　　　　†2014年9月8日死去
　　　　第**2〜5**章…　**杉山良子**　すぎやま　よしこ　パラマウントベッド株式会社　顧問
　　　　　　　　　　　　　　　　　　転倒転落研究会（RoomT2）代表

第5章 解説・指導のポイント 135

カラーイラストのダウンロード方法

本書の資料は、WEB ページからダウンロードすることができます。以下の手順でアクセスしてください。

■メディカ ID（旧メディカパスポート）未登録の場合

メディカ出版コンテンツサービスサイト「ログイン」ページにアクセスし、「初めての方」から会員登録（無料）を行った後、下記の手順にお進みください。

https://database.medica.co.jp/login/

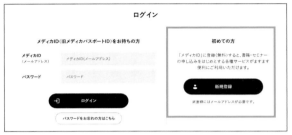

■メディカ ID（旧メディカパスポート）ご登録済の場合

①メディカ出版コンテンツサービスサイト「マイページ」にアクセスし、メディカ ID でログイン後、下記のロック解除キーを入力し「送信」ボタンを押してください。

https://database.medica.co.jp/mypage/

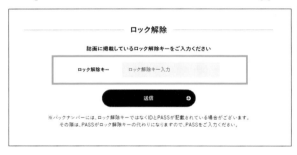

②送信すると、「ロックが解除されました」と表示が出ます。「ファイル」ボタンを押して、一覧表示へ移動してください。

③ダウンロードしたい資料のサムネイルを押すと「ダウンロード」ボタンが表示され、資料のダウンロードが可能になります。

ロック解除キー　kyttre2022

＊WEB ページのロック解除キーは本書発行日（最新のもの）より 3 年間有効です。有効期間終了後、本サービスは読者に通知なく休止もしくは終了する場合があります。

＊メディカ ID・パスワードの、第三者への譲渡、売買、承継、貸与、開示、漏洩にはご注意ください。

＊ロック解除キーの第三者への再配布、商用利用はできません。データは研修ツール（講義資料・配布資料など）としてご利用いただけます。

＊図書館での貸し出しの場合、閲覧に要するメディカ ID 登録は、利用者個人が行ってください（貸し出し者による取得・配布は不可）。

＊雑誌や書籍、その他の媒体および学術論文に転載をご希望の場合は、当社まで別途お問い合わせください。

＊ダウンロードした資料をもとに作成・アレンジされた個々の制作物の正確性・内容につきましては、当社は一切責任を負いません。

第 1 章

医療安全における先手管理

❶ 患者さんを守る
─事後対策から予防対策へ

　医療技術の急速な進歩と多様化に伴って、治療やケアのプロセスが複雑化し、使用する用具や機器が増えて種類も多彩になるなど、医療行為や医療環境にはミスや思いがけない事故につながりかねない要因が増大しています。米国医療の質委員会は、『人は誰でも間違える─より安全な医療システムを目指して』[1] を公刊し、そのなかで、入院中に何らかのエラーが関係して生じた有害事象（医療行為に伴って生じた意図せぬ傷害）が原因で死亡している患者さんの数は44,000〜98,000人に上ると指摘しました。これは乳がんや交通事故による死亡をも上回る膨大な数です。日本の調査でも、入院中に生じる有害事象の頻度は6.8%と報告されており、世界各国から同じような数字が報告されています。

　この現実を直視して、世界の医療界と世界保健機関（WHO）は今、すべての医療機関に事故から患者さんを守るための共同行動を呼びかけており、日本でも看護協会や医師会、病院団体など主要団体の呼びかけで「医療安全全国共同行動」がスタートしました[2]。どうやってミスや事故を未然に防ぐか─それが今世界の医療界と医療従事者が直面する最大の課題となっています。

❷ 危険回避の方法

　診療や患者さんのケアは、行う側も受ける側も人です。同じ状況の下でプログラムどおりに行うという点では、人間よりも器械のほうが確実さが高く、人が行う行為には間違い（エラー）がつきものなので、可能なことはなるべく器械にやらせようというのが安全対策のトレンドといえます。しかし、医療の現場には「いつも同じでないこと」「前もってプログラムできないこと」がたくさんあります。それぞれの場面で注意すべきことを理解し柔軟に対処できるのは「人」の強みです。

　事故の研究で有名な英国のジェームズ・リーズン教授は、エラーは原因ではなく結果である、と

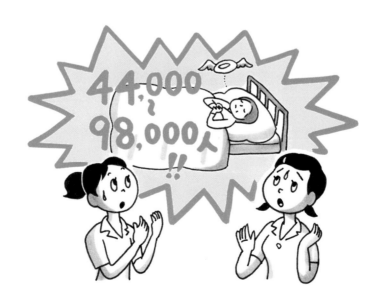

解説

FMEA failure mode and effects analysis
故障モード影響解析

　新しい製品を設計する際に、起こり得る故障の
タイプ（故障モード）を予測して洗い出し、発生
確率とそれが引き起こす問題の大きさ（危険優先
度）を評価したうえで、設計上で予防対策を講じ
ておくための方法。

　新しい製品を設計する場合は「実際に起きた不
具合（合併症や事故など）」をまだ経験していな
いので、他の製品の経験を基に各部品や構造・構
成要素の特徴から故障の可能性と影響度を予測す
る。これを、プロセス（工程）に潜在するエラー
やトラブルの予測と対策に応用したものを、「プ
ロセスFMEA」と呼び、構造がプロセスに代わる
だけで解析方法は同じである。医療では主に後者
が用いられ、米国では医療版プロセスFMEAを
「H-FMEA」（H：healthcare）と呼んでいる。

PRA predictive risk assessment
危険予知分析

　すでに行われている手技の手順や治療のプロセ
スを対象とし、すでにわかっている「実際に起き
た不具合（合併症や事故など）」を列挙して、そ
の発生機序、頻度、関係するプロセスとその対策、
早期発見の方法、発見時の対処方法ほかを分析・
展開し、危険制御を考慮した標準手順の策定や事
故への備え、研修計画などに反映させるもの。

　NDP（医療のTQM実証プロジェクト/厚生労
働科学研究）が開発・提案した（http://
ndpjapan.org/参照）。

いっています。ミスや思いがけない出来事は、そ
の場に、それを引き起こす何らかの誘因やきっか
けがあって起きるものです。機器の設計や処置手
順に関連した、予測できそうな危険要素について
は、これらを事前に分析して、機器の安全設計や
標準手順のなかに対策を組み入れることで危険を
回避すべきです。これには、「プロセスFMEA
（H-FMEA）」や「PRA」の方法が有用です（解
説参照）。しかしそれを行うときの状況や環境は
さまざまなため、それぞれの状況がはらむ危険は
予測できないことが多く、その時々の状況と環境
のなかで考慮すべき危険を察知して適切な処置を
講じる必要があります。しかし医療現場は大変忙
しいですから、「さまざまな状況に即して的確に

危険を察知しリスクを回避できる能力」を普段か
ら養っておく必要があります。そのために役立つ
のが危険予知トレーニング（KYT）です。

❸ 危険を察知できる力を養おう

　医療の現場は実にさまざまで、また、いろんな
偶然や思いがけない出来事が日々起きています。
このため、まず医療の場で行われるケアや処置に
関する「正しいやり方と潜在する危険」について
確かな知識を持たなければなりません。新人教育
では、まずこういった基本的な知識をしっかりと
教え、理解する必要があります。

　しかし、それらの知識が十分にあってもなお、
ミスや事故は起きるのです。医療事故はさまざま

な要因が重なって起きています。要因の1つ1つは、普段は問題にならないようなありがちなことだったり、ささいなミスだったりしますが、これらが互いに関係し合って思いがけない事故につながっているのです。また、エラーや事故は「誰かが引き起こす」というよりも、「ある状態や状況」と「ある行為や出来事」が互いに作用して起きるものです。一見何事もなく平穏に経過しそうに見える風景でも、そこに何らかの変化や作用が加わることで危険が発生する可能性があります。「変化」や「作用」をもたらすものには、病気・病状、患者さんや家族の動き、スタッフの行為、環境、位置関係、設備・機器、薬、用具、人、音、色、明かり、処置、書式、掲示など、さまざまなものがあります。

事故を未然に防止するためには、ケアや処置に関する知識だけでなく、それが行われる実際の環境や状況との関係において生じ得る危険を察知できなければなりません。KYTは、ケアや処置が行われる場の状態や作業の状況を描いた教材（写真、イラスト、映像、音声など）を使って、医療現場の状態や作業行為に潜んでいる「危険なスト

ーリー」を予知する練習のことです。この練習を重ねることで、まだ起きていないエラーや事故の可能性をすばやく察知する力をつけ、未然に防止する手立てを講じられるようにすることをねらいにしています。さらにKYTは、個々の事例ごとの危険要因や対策を学ぶことにも役立ちますが、むしろそれよりも、危険が潜んでいることに自ら気づくようになり、各自の持ち場や日々の業務のなかで、危険要因に配慮した仕事のやり方や危険防止策を自然に行えるようになる、ということに重要な意味があります。

教材を使った訓練だけでなく、日常業務のポイント、ポイントで（例えば毎日の申し送り時や回診時、新しい治療法や医療機器を使い始めるときなどに）、短時間のKYミーティングを励行することをおすすめします。

引用・参考文献
1) 米国医療の質委員会・医学研究所. 人は誰でも間違える：より安全な医療システムを目指して. L.コーンほか編. 医学ジャーナリスト協会訳. 日本評論社, 2000.
2) 医療安全全国共同行動ホームページ. http://kyodokodo.jp/
3) NDPホームページ. http://ndpjapan.org/

第2章

医療に生かすKYTのために

1 はじめに

みなさまもご存知のように、KYTは、危険の「K」、予知の「Y」、トレーニングの「T」の頭文字をとってつくった日本語の造語です。今でこそ、医療界の用語であるかのように、日常でも使用されますが、本来KYTは、工業界において、危険に対する感受性を磨く訓練としてつくり出され、これを医療界もとり入れたのです。

KYTを医療界がとり入れた背景には、深刻な医療事故の実態があります。1999年に起こった手術時の患者取り違い事故や誤薬事故をきっかけとして、これ以降の一連の医療事故が社会問題化し医療不信への火種ともなりました。1999年以前においても、医療界はリスクマネジメントとして医療事故防止に取り組んできましたが、それまでのリスクは病院の損失という意味でのリスクでした。しかし、1999年の医療事故の教訓から、患者の安全を守るというセーフティマネジメントに転化してきました。そして、2002年から日本の医療安全の施策が始められ、「患者安全」として進んできました。

そうしたなかで、医療界、なかでも看護の分野が先行的に率先的に、KYTに関心を持ちました。関心というよりも、必然的にとり入れる必要があった、といっても過言ではないでしょう。それは、多くはインシデントですが、同様の事故がいたるところで繰り返され起きている現実につきあたり、その打開策を求めたことに他ならないと考えます。

では、KYTがどのようにして工業界で創出され、また発展してきたのかを辿ることで、医療にはどう生かしていけばよいのかなどについて、ともに考えてみたいと思います。

2 KYTの経緯

はじめに、工業界におけるKYTの創出についてみていきます。工業界のなかでも鉄鋼業は、重量物や高熱物、有害ガスの取り扱いなど危険有害な作業がいたるところにあり、重篤な災害が発生しやすい業種です。そのため安全管理体制の整備や設備面の安全対策には積極的に取り組んできていました。しかし、1970年代の高度経済成長期には、急増した新入社員の早期戦力化や新設備の建設が積極的に進められたために、安全行動がとれず災害が頻発する事態となっていました。安全意識を高めるためのより効果的な安全活動が模索されている時期でした。そのころ、中央労働災害防止協会（中災防）[*1]の安全衛生調査団がベルギーの工場を視察した際、現場に貼ってあった1枚の

---

*1　**中央労働災害防止協会**：労働災害防止活動の促進を通じて、安全衛生の向上を図り、労働災害の絶滅を目指すことを目的として、1964年に労働災害防止団体法に基づき設立された。

イラストシートを見ました。絵を使って教育しているということでした。このイラストをヒントに検討し、皆が参加しやすく安全を先取りする手法として、1974年に住友金属工業で危険予知訓練手法が創出され、KYTの略称をつけたのが始まりといわれています。

さらに、管理者主導の活動では受け身の対応になってしまい、全員の積極的な参画意識が高まらないといった問題を解消するために、KYTを皆が参加しやすい活動にしようと考えました。全員が参加しやすくて潜在する危険を抽出することにも役立つように、危険を予知するときに、アイデア発想法であるブレーンストーミングの4つのルールを守ることにしました。

> **ブレーンストーミングの4つのルール**
> ①批判禁止：良い悪いで他者の批判をしない
> ②自由奔放：思うままに発言する
> ③大量生産：何でもよいので、どんどん出す
> ④便乗加工：他者のアイデアに便乗したり、加工したりして、より良い意見にしていく

KYTは、いろいろなイラストを見て、「どんな危険がありますか？」とブレーンストーミング手法で、楽しい雰囲気で危険を予知し合い、この予知した危険に対して、自分ならどうするかを考え合う訓練手法であり、参加意識を高めてきました。その後、短時間で行う本音の話し合い方の4原則が提示されました。

> **本音の話し合い方4原則**
> ①本音でワイワイ話し合う（リラックス）
> ②本音でどんどん話し合う（生情報）
> ③本音でぐんぐん話し合う（短時間）
> ④ナルホド・ソウダ・コレダと合意する（コンセンサス）

こうしてKYTは、中災防が「ゼロ災運動」としてとり上げて、継承し発展させてきました。職場安全活動といえば、KY活動（KYK）というまでになってきました。

こうしてKYTを安全の先取りに生かすために、日々の作業前に行うKY活動が職場に定着してきたものの、近年は、KY活動が形骸化してきているともいわれています。ありきたりの行動目標だけを決めているとか、みんなで決めた行動目標を唱和して意思結集しているものの、作業中に意識することもなく、行動に生かされていない実態があるというのです。安全の先取りに生かしていないKY活動は、単なるKY遊びに陥っているといえます。大切なのは、全員参加のみならず、みんなで知恵を出して、安全の先取りに生かすための工夫をしていくことです。

医療のKYTにおいては、工業界がつくり上げ継承してきたKYTの経緯や精神を、しっかりと表明できるような取り組み活動へと舵をとっていくことが何よりも重要です。

③ 工業界におけるKYTの工夫

工業界ではその後、リスクアセスメントの考え方が導入され始めました。リスクアセスメントとは、ヒヤリ・ハット事例の報告、現場ラウンドやその記録、現場の業務実践者へのインタビュー調

査などから、作業の環境や作業方法などモノと人の両面について危険有害性を特定していくことです。危険有害性すなわちリスクを強く認識していくことが重要となります。そのためには、日ごろから危険に対する感受性を磨いておいて、今はまだ目に見えてはいないけれども、潜在する危険を見逃さないようにしなければなりません。潜在する危険とは、まだ目に見えてはいないこと、あるいは起こっていないことを指します。中災防では、危険の型別に問いかけながらモノはどんな動きをするか？ 人はどんな行動をするか？ という思考を深めて潜在する危険を洞察する手法を開発しました。「かもしれカード」というものです。例としては、人はどんな行動をとるのか？ ということに対して、"転ぶかも""やけどするかも""巻き込まれるかも"という具合です。モノはどんな動きをするのか？ に対しては"動くかも""飛ぶかも""倒れるかも""漏れるかも"という具合です。

さらに、一人KYTとして「自問自答カード」という方法も編み出しました。リスクアセスメントで危険を抽出する際に、「かもしれカード」を使って、モノと人の両面から危険（事故）の型別にチェックすることで、思考を深めリスクの抽出での漏れをなくすことに役立てようとしました。一人KYT、三角KYT*2、ツールボックスミーティング*3などでKY手法の工夫を工業界では続けてきました。そして中災防によって、基礎4ラウンド法（後述）によるKYTが構築され、普及していくこととなりました。

4 医療におけるKYTの目的

「KYTは、職場の皆（小集団5〜6人）で行う『短時間』の『問題（危険）解決訓練』であり、自分で自分の身を守るために行動する前の『労働安全衛生先取り』のための短時間危険予知訓練として工業界で実施されてきたものである」[1]と中災防は説明しています。医療に適応させるには、「患者安全先取り」を追加すればピッタリと当てはまります。KYTとともに、前出した全員参加による効果的な安全活動であるKYKやKYM（ミーティング）の呼び名があります。

危険への感受性を磨く気づきの訓練がKYTですが、医療の現場での危険にはどのようなものがあるでしょうか。そうした危険を3つのポイントでとらえてみました。

---

*2　三角KYT：少人数チームレベルのKYTで、KYTのイラストシートの危険個所に三角マークをつけておき、直ちに対策を出して行動目標を設定していく方法であり、限られた時間内で危険の共有を図ることを狙いとしている。ただし、正確な表現を下地としていないため、粗く大雑把な内容となる。

*3　ツールボックスミーティング[2]：工事作業所において、その日の作業の内容や方法・段取り・問題点について話し合ったり、指示伝達を行う短時間のミーティング。工具箱（ツールボックス）に座って行うことがあるのでこのような呼び名になった。

危険の3つのポイント
①医療者の不適切行為（ヒューマンエラー）
②不安全な環境や設備の状況
③患者の不安全な状態や危険行動

これらに対するリスク感受性を高め、さらに物事への集中力、問題解決能力、実践への意欲を高める訓練手法がKYTです。

工場の生産現場は、一定の条件下での活動ですが、医療現場はつねに変動する環境下での活動です。ですからKYTは患者さんの視点に立って、患者さんの行動を予測しながら、危険要因の排除を促すための医療関係者の頭の切り替え訓練であるといえます。医療関係者の行動や環境の変化によって、患者さんが被るであろう危険を事前に見いだすための感性や思考回路の切り替えであり、その危険を排除するための判断、行動への変化を促すことにあります。

KYTの目的は、起きてしまっている危険に気づくことではありません。まだ起きていないエラーや事故の可能性を察知し、事前に防止する手立てを講じる能力を身につけることにあります。いつもの見慣れた何でもない風景のなかに、何かの変化、何かの作用、何かの行為が発生することによって生じる危険に気づくことです。こうした能力が高まっていけば、危険回避の原動力になり、予防策が立てられたり、実際に起こったときの対応が素早い、という副産物も得ることができます。危険を予知することは、危険の発生を未然に防止していくこと、つまり予測と予防による未然防止対策といえます。

5 KYTを実施する前に

エラーは「原因」ではなく「結果」である、といわれます。患者にとって突然発生する、良くない出来事がエラーであり事故です。事故防止の立場からは、重大な事故か軽微な事故かということよりも、「なぜその事故が発生したのか？」という事故要因に注目する必要があります。どのような事故であろうと、事故はあってはならないのです。そのためには、事故の構造、人間特性、ヒューマンエラーについて理解することから始める必要があります。

❶ 事故の構造

a 事象の連鎖

事象の連鎖とは、小さな事象が絶妙なタイミングで不幸な形で連鎖的に発生することで、事故になるというものです。これは「スイスチーズモデル」として、その概念が示されています（図1）。

このスイスチーズモデルは、ジェームズ・リーズンが提唱したものです。スイスチーズの塊をスライスすると、このチーズには製造工程中にできた穴が開いています。この穴の開いているスライスしたチーズを、事故が発生するときの複数のシステム（人、モノ、環境条件など）と見立てて並べてみます。チーズの穴は、システム不備の要因であり、人の不注意や設備機器の使いにくさ、作業環境のまずさに相当します。

同じ人でも体調や疲労度は刻々変化するので、穴の大きさも刻々変化し、穴の位置もチーズ上を

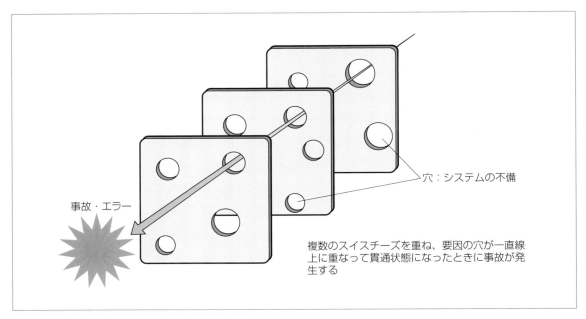

穴：システムの不備

事故・エラー

複数のスイスチーズを重ね、要因の穴が一直線上に重なって貫通状態になったときに事故が発生する

図1 リーズンのスイスチーズモデル

動き回ると考えられています。設備機器類や環境条件の穴も同様に考えられます。並べたチーズに光をかざし、不幸にも穴が一直線上に重なったときには光が漏れる、つまり事故となることを表しています。事故を防止していくには、1枚1枚のチーズの穴をふさいで、光がチーズの壁から漏れないようにしていくことです。

b 事故要因

　事故には、事故を引き起こす原因あるいは要因が存在します。背後要因あるいは潜在要因と表現されるまだ目には見えていない要因、すなわち探っていかなければ見えない要因、水面下に隠れている要因があります。こうした要因は複数あることが多く、事故の誘発の程度には強弱があります。

　事故の要因は、大きく3種類で考えられます。

①台風、地震などの自然要因です。これは人間が制御することは不可能なので、自然要因により発生した事故は不慮の事故といわれます。しか

し、これも人間が予測し備えをし、発生後の対応が的確になされていたうえでのことで、そうでなければ、人災といわれることになります。

②私たちの周囲にはさまざまな「モノ」がつくり出されています。その「モノ」には、故障、破損が生じ、想定外、不可抗力といわれる事故があります。しかし、これも人知を傾けての「モノ」づくりでなく、不十分な検討や対応不足によってモノの事故が発生したのであれば、怠慢、手抜き、配慮不足などの人災といわれます。

③人間自身の行動が事故の原因になることです。ヒューマンエラーです。

　こうしてみると、結局あらゆる事故の原因には、人間が深く関係しています。つまり、事故をなくすためには、人間の問題を避けて通れないのです。

c 類似事象

　大事故は何の前触れもなく突然起こるというものではなく、1件の大事故が起こるまでには、29

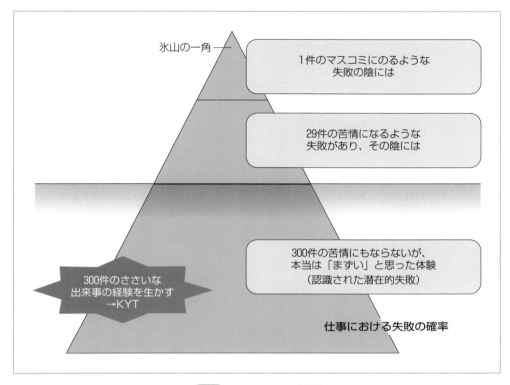

氷山の一角 ━

1件のマスコミにのるような
失敗の陰には

29件の苦情になるような
失敗があり、その陰には

300件のささいな
出来事の経験を生かす
→KYT

300件の苦情にもならないが、
本当は「まずい」と思った体験
（認識された潜在的失敗）

仕事における失敗の確率

図2 ハインリッヒの法則

件の中程度の事故が報告されており、さらに300件の微小事故があったという「ハインリッヒの法則」があります。人間なら誰でもミスを犯します。度忘れしたり、見間違えたりすることはすべての人間に起こります。しかし、いつでもそれらが事故につながっているわけではありません。表面に現れてくる大事故は実はそれほど多くはなく、氷山の一角であって、その水面下には無数のヒヤリ・ハットがあるということです。しかし、ヒヤリ・ハットだからよかったと安易に構えていてはいけません。「事故にはならなかったが不適切な行為だった」という類似のヒューマンエラーによるヒヤリ・ハットが多数存在しているのです。

　ハインリッヒの法則を基にして、仕事における失敗の確率を表すと、1件のマスコミにのるよう

な失敗の陰には、29件の苦情になるような失敗があり、その陰には300件の苦情にもならないが、本当は「まずい」と思った体験、認識された潜在的失敗があるということになります（図2）。KYTはこの点に着目することができます。すなわち、こうした300件のささいな出来事としての仕事上での失敗経験を共有して生かすのがKYTではないかと思うのです。自分の失敗体験などあまり他人に話すことはないでしょう。しかし、そうした認識された潜在的失敗体験を基にして、KYTを試みればよいのです。

❷ 人間特性

　人間には変えられない特性があります。生理的・身体的特性で、暗くなると眠くなるとか、加齢に

よる視力・聴力低下などがそうです。患者が急変してあわてるとかパニックになるという心理的特性もあります。また、認知的特性というものがあります。例えば「人は見たいものを見る（見たいように見る）」という特性です。図3の真ん中の文字は何と読めるでしょうか？

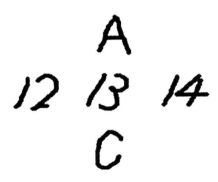

図3 人は見たいものを見る

縦で見た場合、真ん中はアルファベットのBと読みたくなりますし、横で見た場合は数字の13と読みたくなってしまいます。それが普通ですが、どれが本当かはわからないのです。しかし、人間は見たいように見て認識してしまうという特性があります。ですから、そのときはこの薬でよいと思って取り出してしまったが、実は違う薬を取り出して実施していたというエラーになるのです。

❸ ヒューマンエラー

ヒューマンエラーとは、「人間の特性と人間を取り巻く広義の環境により人間の行動が決定され、その決定された行動がある許容範囲から逸脱したものである」といわれています[3]。

ヒューマンエラーは、人間の行動の結果が良いか悪いかと判定されて、悪い場合をいうのであって、端的にいえば「すべきことをしない」「すべきでないことをする」ということになります。そこで、ヒューマンエラーになってしまった原因は何かと考えねばなりません。これは、ヒューマンファクター（人的要因）工学で取り扱う要素になります。

ヒューマンエラーの原因は、さまざまな要因が複雑に入り組んだ結果生じるものであり、それを突き詰めていくと、P-mSHELLモデルなどの要因モデルで表されます（図4）[4]。このモデルの各枠は、図では直線になっていますが、実は凹凸があり波打っています。波打っているのは、各要素はつねに同じではないことを表しています。各枠が接合している接合面（インターフェイス）の凹凸がかみ合わず隙間ができると、そこに不具合が生じてエラーが発生するということになります。周辺の要素の状態が変化するため、中心の人間（当事者であるL）もそれに合わせて行動しなくてはならないし、また中心のLの状態も変わるので、それに合わせて周辺の要素も変えなければ隙間ができてしまうことになるのです。

注意力を集中させて最高の状態で臨めばエラーや事故を起こすことはないのですが、人間の注意力は短時間しか持続しません。ですから本人の不注意を指摘するだけではダメなのです。人間は環境の影響を受けやすい存在です。注意も記憶も完璧ではありません。そこで、ヒューマンエラー（不適切行為）を防止するにはどうしていくか。ここにも危険に気づくという感性の向上を図るKYTの意味があると思います。

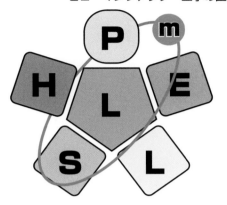

エラーを個人の問題ととらえず、周りの環境に目を向ける
ヒューマンファクター工学の医療用モデル

P：Patient（患者）
m：management（管理）
S：Software（ソフトウェア）
H：Hardware（ハードウェア）
E：Environment（環境）
L：Liveware（中心のL：本人）
L：Liveware（下のL：周りの人）

図4 P-mSHELLモデル[4]

⬡6 KYT基礎4ラウンド法

KYTの概要は、

- 職場や作業の状況を描いたいろいろなイラストシートを使い、
- また現場で現物を見たり、作業をしてみたりしながら、
- 職場や作業の状況に潜む「危険要因」（事故の原因となるような不適切行為や不安全状態）とそれが引き起こす「現象＝事故の型」を、
- 職場の小グループでブレーンストーミングによって、楽しい雰囲気で危険を予知し合い、
- この予知した危険に対して自分ならどうするかを考え合い、
- 危険のポイントや行動目標を決定し、
- 指さし呼称や唱和で確認するなどして、
- 行動する前に安全衛生（患者安全）を先取りする

です。この工程を4つの段階にして「KYT基礎4ラウンド法」と称しています（図5）。問題解決思考による展開であり、重点指向で進めていきます。医療においては、基本であるこの形態を工業界から学び、とり入れています。

4ラウンド法の具体的展開について説明します。

- グループで行うので、リーダーと書記の選定をします。
- リーダーは訓練の趣旨説明を行い、KYミーティングを進めていきます。

❶ 第1ラウンド：現状把握

①リーダーはシートをメンバーに見せて、設定状況を読み上げ説明します。

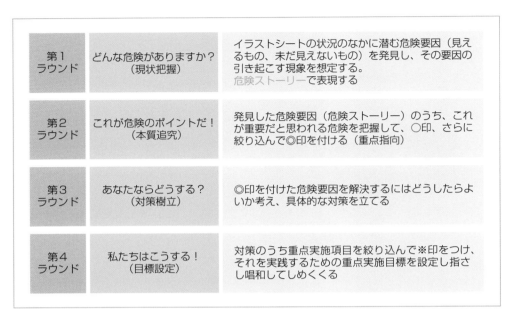

図5 KYT基礎4ラウンド法の進め方

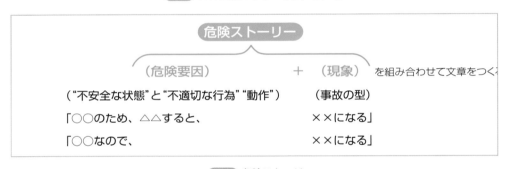

図6 危険ストーリー

②「どんな危険が潜んでいるか」をメンバーに問いかけます。

③メンバーはシートの作業者（主人公）になりきって、気づいた危険をできるだけ具体的に発言します。危険要因と事故の現象を組み合わせた「危険ストーリー」という文型で表現します（図6）。

「××になる」とは、良くないこと、事故やエラーです。そうした結果は、シートのなかに潜むどんな危険要因によって引き起こされるのか、「○○」という要因をたくさん考えて出し合い、その現状を把握します。

④書記は、発言を記録します。

⑤リーダーはできるだけ多くの危険を発見するようにメンバーを支援します。

リーダーは前出の「危険の3つのポイント」を参考にして尋ねてみましょう（p.15）。

リーダーは他にないか問いかけ、メンバーは新たに気づいたことを発言します。

⑥各項目を話し合って見直し、必要があれば加筆・

訂正をします（ブレーンストーミング）。

発言者が気づいた危険要因を、皆がありありと目に浮かぶように具体化します。危険要因を具体化するとは、危険要因の掘り下げを行うことです。

危険要因の掘り下げとは

例えば、イラスト（図7）[5]を見てください。「あなたは、脚立を使って窓拭きをしています。どんな危険がありますか？」と問われた場合に、この作業をしている自分に振りかかってくる危険は「何か」を感じることができるでしょうか。普通の風景だからといって危険や問題を何も感じないとしたら不幸なことであり、危険感受性が低いといわざるを得ません。作業者である私は脚立の上に立って窓拭き作業をしています。私の足は地面にはないわけで、作業中の私自身の体のバランスの崩

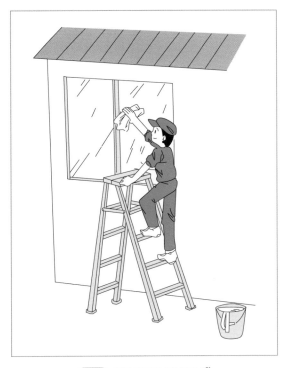

図7 危険要因の掘り下げ[5]

れや脚立自体の強度の不具合で、私には脚立からの転落の危険があるのです。これを危険ストーリーとして表現すると、「脚立を使って窓拭きをしているので、よろけて落ちる」となります。

しかしこれでは不十分です。もっと掘り下げていきます。なぜよろけて落ちるのか、「脚立がぐらついてよろけて落ちる」さらに具体化してみましょう。「脚立から離れた窓を拭こうとして身を乗り出したので、脚立がぐらついてよろけて落ちる」となります。他にも考えてみましょう。

ただし、要因を具体的に表現する際、留意してほしいことがあります。それは、「無理な姿勢なので〜」「不安定なので〜」「〜が悪いので」「足場を固定していないので〜」というような抽象的な表現、否定的な表現を避けることです。

危険要因は、「足場がズレて動くので」というようにできるだけ肯定的に表現します。「〜しないので」と否定で表現すると、その対策を考える際に、否定の否定文になって複雑になってしまうからです。

この第1ラウンドが最も重要です。しっかり時間をかけて、くまなく危険を出し合うことが重要です。リーダーは、すべてのメンバーが発言できるように、誘導していってください。

❷ 第2ラウンド：本質追究

⑦リーダーは危険要因（ストーリー）のうち、チームにとって「問題のある最も重要な危険は何か」をメンバーに問いかけます。「これは問題だ」「うっかりしてはいけない」と思う項目をメンバーは発言します。

⑧皆の合意で「危険ポイント」としての項目を1つか2つに絞り込みます。

たくさん出てきた危険ストーリーのなかから重点指向で選びますが、多数決ではなく、全員の合意で納得できるもの、現象（事故）の可能性・頻度の高いもの、重大事故となりかねないもの、事故が起こったときの結果の重大性から選びます。これが重点指向です。

❸ 第3ラウンド：対策樹立

⑨リーダーは、絞った「危険ポイント」の項目についての対策をメンバーに問いかけます。予防したり、防止したり、自分ならこうするという対策を出し合います。対策は、「〜しない」という否定的・禁止的なものではなく、「〜する」という肯定的な前向きの具体的"行動内容"にすることが重要です。

❹ 第4ラウンド：目標設定

⑩皆の合意（コンセンサス）で「重点実施項目（行動目標）」を絞り込みます。

ここでも重点指向の考え方です。行動目標が1つ2つ決まったら、指さし呼称[*4]、タッチ・アンド・コール[*5]、唱和などにより（パフォーマンスで）皆で確認し合います。すなわち、自分は決めた行動をとり、皆も行うという全員が必ず守っていく行動化の確認となります。

ここまでがミーティングとしての4ラウンドの実施ということになります。これからは、行動実践となりますので、リーダーはその確認を怠らないことです。実践してこそ意味あるKYTとなりますので、5ラウンドに行動実践、そして6ラウンドにその評価を組み入れてもいいのではないかと思います。皆で決めたことが標準となり、計画（Plan）→実践（Do）→点検（Check）→処置（Action）というPDCAサイクルを回していくことがKYTからKYKへということの意味でもあります。

７ 危険ストーリーを豊かにするために

KYT基礎4ラウンド法の第1ラウンドでは、そこに描かれた状態・状況にどんな危険要因が潜んでいるかを具体的に示し、「あることがどうなって、どういうことになる」というように、危険なことが起きる場合を想定したストーリーで説明します。これを「危険ストーリー」と呼びます。

KYの「危険ストーリー」をよく表現しているものの1つに、日本自動車連盟（JAF）の月刊誌『JAF Mate』に安全運転教材として掲載されている危険予知があります。車を運転している状況の写真が載っています。運転をしている状況設定があり、"あなたは何に注意して運転しますか？"

＊4　指さし呼称[2)]：対象物を指さし、「ベッド柵ヨシ！」のように声を出して安全確認をする。指さし呼称によって事故が減少することが確認されている。

＊5　タッチ・アンド・コール[2)]：親指を立てた握り拳を中央に出し合って親指を隣の人が握って輪をつくる方法や、リーダーの左手の手のひらの上に全員が手を重ね、その上にリーダーが右手を重ねるなどの方法がある。

と問いかけています。運転するなかでこれから予測される"危ない"という状況をもたらす要因について考えさせます。運転をしているのは自分なので、一人称で考えることになります。「道路の路面が凍結していたので、スリップして路肩にタイヤが落ちてしまった」という危険ストーリーを考えるとします。路面が凍結しているという状況下では、何が必要でしょうか。自分はどのようにして運転するのかを考えるのがKYです。危険はどこにでも存在します。危険に遭遇しなければ幸いなのですが、そうはいきません。身に振りかかる危険を予測し、それを回避するために自分自身がとるべき方策や行動を考えます。自分自身も起こしかねないヒューマンエラーを自分自身で回避し予防します。状態や状況の悪さやそれによる不具合をあげるだけでなく、自らのとるべき行動を考えることが重要です。先の例でも、路面の凍結があると、車の制御が効かなくなるのは周知のことです。ですから、KYTは次の3つに支えられているということができます。

> **KYTの3つの支え**
> ①作業の流れや起こり得る変化についての幅広い経験や理解
> ②ある状態や作業が持つ特徴やリスクに関する確かな知識あるいは洞察力（察知力）
> ③そして、豊かな想像力

これら3つがKYTを展開していくうえでの前提となるものです。すなわち、これら3つの前提があってこそ、危険ストーリーを豊かにして、リスクの潜在する現状を適切に把握することができます。この3つ（経験・知識・想像力）は、運転でも工業界（労働災害）でも医療でも共通です。いずれも人命にかかわるリスクを伴っていますが、特に医療の特徴として、不確実性、侵襲性、複雑性などがあり、直接被害者となるのは医療者本人ではなく患者である、ということがあげられます。

危険ストーリー：どんな危険があるかの例です。

- 視力低下の患者が通りかかって、廊下に置かれた車いすにつまずきケガをする（不安全な環境例）
- 患者がナースコールを押そうとして腕を伸ばすので、点滴ラインが伸びきってしまい接続が外れる（患者の危険行動例）
- 塩化ナトリウムは生食（生理食塩水）だと思っている看護師が、生食のつもりで10%NaClを持っていく（医療者のヒューマンエラー例）

とくに、医療者のヒューマンエラー要因における危険ストーリーをあげていくことに注目していきたいと思っています。なぜなら、医療者自身が危険誘発要因にならないようにしていくことで、事故の未然防止を図っていきたいからです。

8 危険レベルとKYTシート

❶ 危険レベルの段階

危険予知能力の向上がKYTの目的であることはこれまでも述べてきましたが、この予知能力を判定する必要があります。そのためには、予知できる危険レベルについての段階を示す必要が出てきました。

NDP[*6]では、危険レベルの認知度を3段階に分けています。

危険レベルの認知度
- レベル0：危険な状態が存在しているのに、その危険を感じないレベル
- レベル1：危険な状態の存在を認知し、必要性を感じてそれに対処できるレベル（今そこにある危険を排除できるレベル）
- レベル2：これから起こり得る危険を特定、予測し、事前に対処できるレベル

例を示すと、レベル0は、お湯の沸いたやかんが載っているストーブのそばに、赤ちゃんがハイハイをして近づいてきています。赤ちゃんにとって危険な状態が存在しているのが、目で見てすぐにわかります。にもかかわらず、この危険を感じないで対処しようとしないレベルが、レベル0です。危険認識がないかきわめて低いといえます。

レベル1の例は、外は雨が降っていて、院内に入ってきた人の傘のしずくで廊下が濡れています。そこへ足元の弱い患者が歩いてきています。この

ままだと患者がすべって転倒する危険があります。この危険を察知して傘のしずくの水を拭く。つまりそこにある危険を排除できるのがレベル1です。そのために必要なのは、「危険を認知する能力」、その危険に対する「対処法の熟知」、冷静な「判断力と行動力」です。

レベル2は、これから起こり得る危険を特定・予測し、事前に対処できるレベルであり、まだ見えていないがこれから発生するかもしれない危険を事前に察知し、その危険の芽を事前に排除できることです。KYTは、実はこのレベルを目指しているのです。そのために必要なのが、「発生するおそれのある危険を感じて、予測することができる能力」すなわち「察知力」です。予測に基づいて「事前措置を施す行動力」も必要となります。事前に危険予測ができていれば予防措置をとることができ、事故を未然に防ぐことができます。万が一、危険な状態になっても、対処をスムースに行うことで、被害を最小限にとどめることができ、危険の認知力を高めていく効果もある、ということです。

❷ KYTシートの作成方法

KYTシートを作成する際はこの危険レベルを参考にすると有益です。経験豊かなスタッフなら誰でも、「まさかこんなことが…」と思うような

[*6] NDP：National Demonstration Project on TQM for Health（医療のTQM実証プロジェクト/厚生労働科学研究）。病院医療において患者本位の質を確立し継続的に向上させるための質保証システムと、組織的な質管理のあり方のモデルを構築する実証研究のプロジェクト。

出来事を数多く経験しています。経験豊かなスタッフがそうした危険を新人にもわかってほしいという気持ちで考えてみると、シートにする内容の場面が思い浮かびます。各施設で収集しているヒヤリ・ハット報告の内容からシートにする場面を抽出して作成するのもよいでしょう。その際、「危険」がすでに見えている場面ではなく、そこに何かの変化や作用、行為などが加わると危険が発生するような場面構成にするとよいでしょう。

またシートのテーマは、細分化します。シンプルな、本来作業の1動作、1コマにします。わざわざ不適切行為や不安全状態を、見え見えにしかけたシートはよくありません。ゴタゴタした間違い探し的なシートはKYTには不適です。KYTをシートの内容の間違い探しや、危険当てクイズであるかのような錯覚を起こさないことが肝要です。そのためには、シートに描く内容は、いつも見慣れているごく普通の風景であって、あたかも間違っているような構図にしないことです。なぜなら、シート上で間違っていることは、直せばよいことであり、気づかせるための訓練とはなりません。

シートにはタイトルをつけて、「状況設定」として、イラストには描けない参考事項を記載します。

媒体はイラスト、写真、動画、音声記録など何でも構いませんが、共有教材としてはイラストが使いやすいでしょう。

KYTシートの内容の精度がKYTの実施効果の鍵を握っているともいえます。シートの作成および危険ストーリーの想定については、複数ナースでのタスクチームが担当するとよいでしょう。

> 良いシートの条件
> ①場面設定が的確（答えすなわち危険そのものがわかってしまっているものは除く）
> ②想像力が広がるもの
> ③答え（潜んでいる危険）がきちんと危険ストーリーで表現されるもの
> ④有効性があり、質的に教訓となるもの
> ⑤わかりやすいもの（見やすく、きれい）
> ⑥発生頻度が高いもの（日常的に起こっているもの）
> ⑦ポジティブな対策が考えられるもの（危険要因や対策が多く考えられる）
> ⑧提示の仕方に工夫があるもの→教材（媒体）の示し方の工夫

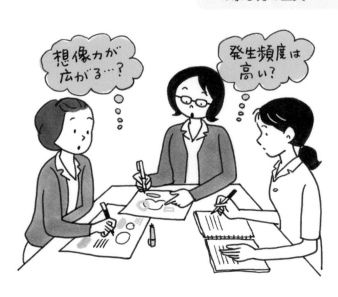

KYTは教育手法の1つであり、教材が必要となります。その教材としてのKYTシートは重要物です。医療界ではシートを使用した基礎4ラウンド法からKYTの導入を始めました。全員参加をするにあたっては、共通する場面で認識を共有できる教材が必要でした。そのためにKYTシートとして、イラストや写真が媒体としては格好の材料になりました。ただ、写真は現実感があっていいのですが、細々としたものがすべて写ってしまい、危険のポイントがずれてしまうこともあります。その点、写実的過ぎず、必要なポイントをざっくりと描いたイラストは使いやすいと思います。KYTはシートのなかの間違い探しではなく、シートはあくまでも場面を示して危険に気づかせるための素材です。

また、KYTの媒体として録音テープもあります。コミュニケーションエラーの気づきに効果的です。さまざまな媒体を工夫することでKYT教材としての活用を図りましょう。

⑨ KYTの実践的応用

❶ KYTシートで基礎力を養う

看護師が経験している医療事故は多々ありますが、大きく分けてプロセス型の事故と非プロセス型の事故が存在します。プロセス型は手順のある業務（与薬や検査など）に発生する事故であり、非プロセス型は転倒転落やチューブの自己抜去など患者要因が大きく影響していて、医療者の手順は存在しません。そのため、事故防止のアプローチとして非プロセス型では予測すること、すなわち患者状態をアセスメントして防止対策をとることから始まります。このことからも患者のリスク要因に気づく力を引き上げていくための感受性を養う全員参加型の安全教育が必須となっています。

転倒転落防止活動をするにあたって、患者状態のアセスメントにKYを応用した実例をみてみます。転倒転落KYTシートです（図8）。KYT基礎4ラウンド法をシートのフォーマットに組み入れて、転倒転落事故の予測から予防活動への導入と

したものです。

また、手術室での手術前の確認行動としてのタイムアウトもKY活動といえます。病棟の引き継ぎ時やミーティング時にKYを実施しているところもあります。

安全の先取りに生かすKY活動を、仕事そのものとして仕事のなかに組み込んで活用することが大切となっています。身に付けたKYT基礎4ラウンドの基本形を、実際の作業のなかでいつも実践しながら応用させて使いこなしていきたいものです。

❷ 実践のなかでKYTを応用する

では、実際にKYTシートなどで培った予測能力を、どのように臨床の現場で活かしていけばいいのでしょうか。近頃は、KYTが普及したことで、活動が形骸化されてきているようにも見受けられます。KY遊びにならないように、安全の先取りにKYTを生かしつづけていかねばなりません。

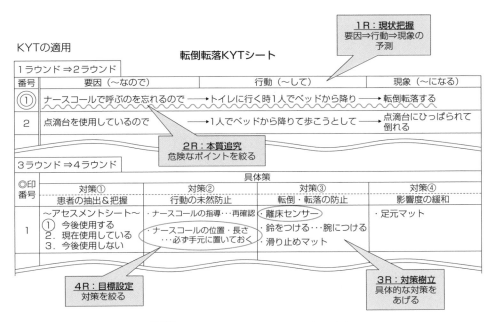

図8 KY活動の導入（KYT適用例の一部）

　起こってしまったインシデントの分析にKYTを用いるような例もあるようですが、こうした用い方では事例分析的な性格になってしまいます。危険予測というよりも、再発防止策を考えるための手段になってしまいます。もちろん転倒転落では他のインシデントに比べて再発の機会が多くあるため、再発防止にKYTをする意味はあるでしょう。しかし、それは二次的なことであって、あくまでも、KYTの本筋は危険予測、安全の先取りです。まだ起こっていない、職場や作業の状況のなかに潜んでいる危険を起こらないようにするという未然防止が目的です。すでに起こってしまった事例を吟味するのは分析になってしまうので、個人的にはKYTの趣旨から外れるように思います。

　これから大切なのはKYTがもたらす予測性を臨床現場でどのように未然防止により活用していくか、ということです。近年、地域包括ケアが、国の施策として進められているのはみなさんもご存じのとおりです。多職種連携は地域だけのことではありません。病棟においても多職種連携の重要性は高まっており、診療報酬上でも連携に係る加算は増えてきています。

　KYTはさまざまなシーンに活用できますが、多職種連携という観点からは、特に効果を発揮するのが転倒転落です。たとえば注射事故などは相変わらず多いものですが、どう防ぐかという方法論は、ある程度確立されています。一方、転倒転落は患者の個別性などが大きく影響することもあって、こうすればいいと一概には言えず、医療安全にとって永遠の課題ともなっています。

　ぜひ、多職種で転倒転落のワーキンググループなどを作って患者さんのところを回り、どうすれば防げるか考えてほしいと思います。病院によってはアセスメントシートで患者をスクリーニング

し、転倒転落のリスクが高い患者さんのベッドサイドに、看護師やセラピスト、薬剤師など多職種で訪れ、未然に防ぐという取組をしているところも実際にあります。

　ふだん近いところで一緒に働いている職種でも、看護師とは専門性が異なるため、アセスメントの視点も異なります。ですから、多職種で構成されたワーキンググループなどでKYTシートを用いると、視点は深まりますし、貴重な学びの機会ともなります。ワーキンググループは、作ったはいいものの意外と運用がうまくいかなかったりする

ものですが、ぜひ、多職種でKYTの考え方や方法論を用いてほしいと思います。そうすることで活動の幅が広がることを確信しています。

　複数名で集まってイラストを見ながらKYTを行うのは、あくまでもKYTの準備段階、能力を磨くために行っていることです。なによりも大事なのが、トレーニングで培った能力を臨床実践に応用すること。KYTからKYK（活動）へ進めていくことです。本書も活用しながら、実践のなかでKYTを使える頭にしておきましょう。

⑩ KYTの効果

　これまで述べてきたことをまとめると、KYTは、安全の基本的な考え方と知識、医学・看護の知識や患者行動に対する経験など基礎知識を臨機応変に活用して、またインシデント事例を参考にして、医療現場の多彩な状況下で潜在する危険ストーリーを予測し、対処できる「察知力」に「工夫（安全対策）」を加えて、予防措置の力を養う練習のことです。

　さらに、KYTでは、KYTシートを通して、その現場にいなくても、実際にその現場に居合わせた自分が危険に気づき予防措置を考えることができるという疑似体験を行うこともできます。

　KYTをすれば事故が減るというような安直な期待をもってはいけません。結果として安全への意識が高まっていくことで、確実に事故は低減されていくと思われますが、そのためには危険への認識を高めていくことが重要である、という安全文化をつくり出す必要があります。KYTの実施

と事故の減少は、将来において研究的に実証されていくと思われますが、安易な事故件数との比較でKYTの効果の是非を論じることはないようにしたいものです。

　KYTを行っていくうえでは、地道な取り組みとしての構えを持つことが前提です。医療事故を減らしていくには、要因分析と練られた対策の実施という積み上げられた組織的な取り組みが必要であることはいうまでもありません。危険を予知する力を備えた人や実際にヒヤリとした経験がある人にとっては、当然な危険防止対策であっても、まだ経験が浅く、起こり得る危険が理解できない人にとっては、面倒なこと、無駄なことにしか見えないこともあるでしょう。しかし、医療の現場で、ちょっとしたことから大事を引き起こしてしまわないようにするためには、人間の不適切行為であるヒューマンエラーの発生に、自分自身が気づくことが何よりも重要なこととなります。

KYTの最終的な目標は、KYTを繰り返し行うことによってさらに、個々の事例ごとの危険要因やその対策を学ぶということよりも、「自分がいる現場環境には多くの危険が潜んでいることに、自分自身が気づくようになること」を教えることにあります。そのために、KYTは大きく貢献するでしょう。しかし、結果を急いではなりません。KYTの効果は、これを用いて安全教育に役立てようとする管理者の意識化にこそあるのかもしれません。

何が不安全な状態か、何が不適切な行為かを検討して改善すること、日々の業務に際してKY活動を効果的に進めて、安全な医療環境づくりをしていくことが求められています。危険要因を排除しながら業務を行っていくことを医療現場に定着させるという安全文化の構築が強く望まれます。

引用・参考文献
1) 中央労働災害防止協会編. 危険予知活動トレーナー必携. 中央労働災害防止協会, 2002.
2) 松下由美子ほか編. 医療安全. メディカ出版, 2009,（ナーシング・グラフィカ, EX①）.
3) 河野龍太郎. ヒューマンエラーを防ぐ技術. 日本能率協会, 2006,（実務入門）.
4) 河野龍太郎. "事故発生のメカニズムと防止対策". 医療安全. 松下由美子ほか編. メディカ出版, 2009, 49,（ナーシング・グラフィカ, EX①）.
5) 中央労働災害防止協会ホームページ. http://www.jisha.or.jp/

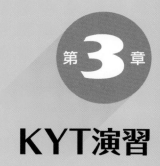

第**3**章

KYT演習

① KYミーティングの進め方

　KYTは、KYT教材（シート）を使って、医療現場や作業状況のなかに潜んでいる危険を察知する訓練をグループで行います。ここでは、少人数のチームで行うKYTの基礎4ラウンド法の実際を紹介します。医療現場の状況を示したイラストや写真をもとに、

①現状把握

②本質追究

③対策樹立

④目標設定

以上の4段階をメンバーで話し合います。そして、潜んでいるリスクを排除する方法を決定します。

　それでは、そのミーティングの進め方をみてみましょう。KYTはチームで進めていきますが、全員が話し合いに参加しやすい人数は5、6人です。まず、リーダーと書記を決めます。

リーダー　これからKYミーティングを始めていきます。今日は私がリーダー役をしますので、よろしくお願いします。

全員　お願いします。

リーダー　それではどなたか書記をお願いします。

書記　じゃ、私がやります。

全員　よろしくお願いします。

　次に、KYTシートを配布します。

KYTシートのポイント
- 日常に潜む危険を見つけ出せるKYTシートをつくる
- シートの間違い探しではないことを強調する

　今回は、患者の痰を吸引しているイラストを選びました。

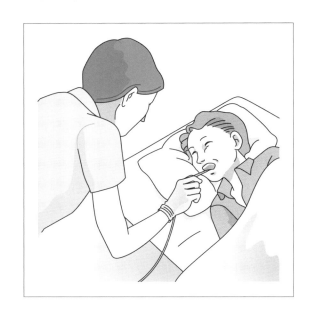

　リーダーは、KYミーティングでは相手の意見を批判しないこと、相手の意見に自分の意見を上乗せして、より良い意見にしていくことを伝えます。

リーダー　KYミーティングはブレーンストーミングで行います。ブレーンストーミングとは、相手の意見を批判しないことです。相手の意見に自分の意見を上乗せして、より良い意見を出してください。

さあ、では想像を豊かにして、どんな危険が潜んでいるかみなさんで自由に発言してみてください。

① 第1ラウンド：現状把握 どんな危険がありますか？

リーダーは時間制限のなかで、できるだけ危険要因を発見するよう促します。危険ストーリーは、「～すると～なので、事故の型としての～になる」という文型で表現していきます。

リーダー これは、看護師がベッド上で患者様の口腔内の吸引をしているところです。患者様のADLなど詳しいことはここには書かれていませんので、この状況を見て思いつく危険ストーリーを発見してみてください。

Aさん 長い時間吸引をしていると空気も吸引してしまうので、低酸素状態を引き起こすのではないでしょうか。

Bさん 必要以上に吸引をしてしまうと、口腔内の粘膜を傷つけるおそれがあると思います。

書記は、発言をできるだけ要約しないで、出た意見をすべて手早く横書きにしていきます。

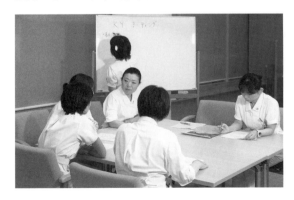

リーダー じゃ、他にはいかがでしょう。

Cさん 吸引の刺激があるので、患者さんが嘔吐して誤飲をするかもしれないと思いました。

リーダー そうですね。よくあることですよね。

Dさん 患者さんが吸引の必要性を理解できずに、不穏状態となってかなり強く抵抗されてしまう可能性があると思います。

リーダー ありますね。さあ、いくつか出てますが、他にも何かありますか？

書記 はい、1ついいですか？ 痰の飛沫が私達の指や服について、それが媒介となって他の患者さんに感染を起こす可能性があると思います。

Aさん 食直後に吸引するのも、嘔吐を誘発させて、誤嚥につながると思います。

リーダー そうですよね。

メンバー全員で話し合い、KYTシートで示された場面に潜む危険性を把握し、その要因と起こり得る現象を想定して共有していきます。

「現状把握」のポイント
- 教材に出てくる登場人物になりきって考える
- 具体的な対策につなげられるよう危険要因をできるだけ掘り下げていく
- 出された意見を否定しない
- 思いつくかぎり、たくさん出す

② 第2ラウンド：本質追究 これが危険のポイントだ！

さまざまな意見が出そろいました。第2ラウンドでは、これらの意見のなかから危険因子を掘り下げ、最も重要だと思われるものを絞り込んでいきます。

（ホワイトボード）

〈危険ストーリー〉
- 長時間吸引すると空気も吸引し低酸素状態を引き起こす
- 必要以上に吸引すると口腔内粘膜を傷つける
- 患者が吸引の必要性が理解できずに不穏となり、強く抵抗される
- 痰の飛沫が医療者の手指や着衣に付着し、他の患者さんへの媒介となる
- 食直後に吸引すると、嘔吐を誘発し誤嚥する

リーダー　それでは、これらの危険ストーリーのなかで、どれが重要かみなさん考えてみてください。

Aさん　長い時間吸引をすることによって低酸素状態になるので、リスクは高いのではないかなと思うんですけど。

リーダー　どうですか、みなさん？　（一同うなずく）そうですね、ではそれに1つ丸を。

重要だと思われる危険因子に丸印をつけていきます。そして、最終的に1、2項目に絞り込みます。例をあげていますが、正解ということではありません。そのメンバー全員で考えた内容であればよいのです。

「本質追究」のポイント
- 多数決ではなく全員の合意で絞り込む
- 実践につなげるポイントを見つける

❸ 第3ラウンド：対策樹立　あなたならどうする？

丸印をつけたポイントについて、どうしたらいかを話し合います。このとき、具体的で実行可能な対策を引き出すようにします。

（ホワイトボード）

〈危険ストーリー〉
- ⊙長時間吸引すると空気も吸引し低酸素状態を引き起こす
- ⊙必要以上に吸引すると口腔内粘膜を傷つける
- 患者が吸引の必要性が理解できずに不穏となり、強く抵抗される
- 痰の飛沫が医療者の手指や着衣に付着し、他の患者さんへの媒介となる
- 食直後に吸引すると、嘔吐を誘発し誤嚥する

リーダー　はい、それでは、みなさんに今考えてもらった「長時間吸引すると低酸素状態を引き起こす」ということと、「口腔内粘膜を傷つけてしまう」という2つについて、それぞれ対策を考えてみましょう。では、まず「低酸素状態になる」ことに対しての対策、何かありますか？　はい、どうぞ。

Bさん　呼吸状態が悪い患者さんで、口腔吸引で低酸素になる患者さんには、パルスオキシメーターをつけて、それを見ながら私たちは吸引をしたほうが、その値も指標になるので対策になると思います。

リーダー　そうですね。

Cさん　吸引圧が高すぎると良くないと思うので、吸引をする前には必ず吸引圧を確認することが必要だと思います。

リーダー　では、もう1つの危険についてはいかがですか？

Aさん　口腔粘膜を傷つけないように、短時間でていねいにできる手技で行ったほうがよいと思

います。

Dさん　痰の吸引をすることは、患者さんの呼吸状態を良くすることで、必要なことだと思うんですけど、やっぱり患者さんにとってはすごい苦痛なことだと思うので、患者さんの苦痛が少しでも減らせるような方法でしないといけないと思いますし、十分に患者さんに説明をしてから行う必要があるんじゃないかなと思います。

リーダー　今いくつか吸引するにあたってのことが出ましたけれども、他に何かありますか？

書記　吸引の効果を高めるには、痰を軟らかくしたりとか、深い所にある痰を手前に出せるように、体位ドレナージなどをすることも大事だと思います。

リーダー　そうですね、吸引をするというだけでなく、その前に必要なケアということですね。

> 「対策樹立」のポイント
> ・判断と看護行為に対する具体的で実行可能な対策を引き出す
> ・対策も実行可能性を考えてたくさん出す
> ・「～しない」ではなく、「～する」という実践的な内容にする
> ・対策は行動面だけではなくハード面も含める

❹ 第4ラウンド：目標設定 私たちはこうする！

出された対策をさまざまな角度から吟味していきます。そして、重要度の高いものをメンバー全員で絞り込みます。

（ホワイトボード）

> 〈対策〉
> ・呼吸状態の悪い患者に吸引するときはパルスオキシメーターをつける
> ・適切な吸引圧であるか確認する
> ・粘膜を傷つけないようにする
> ・吸引時には患者へ声かけする
> ・吸引の効果を高めるためには、吸入や体位ドレナージも行う

リーダー　それではいくつか対策が出ましたけれども、このなかから最重要項目としてみなさんで行動目標として決めていくにはどれがいいか、ちょっと考えてみてください。いかがでしょう。

Cさん　口腔粘膜のこともいくつか出たんですけれども、長時間吸引して低酸素状態を引き起こすのはとても危険なことだと思うので、〈対策〉の「呼吸状態の悪い患者に吸引するときはパルスオキシメーターをつける」というのが、いいと思います。

一同　（納得）

印をつけて重点項目とし、チーム行動目標を設定します。チーム行動目標は、「～のときは」と場面を具体的に特定します。また、「～する、～しよう」という前向きで行動的な表現にし、目標を明確化しましょう。

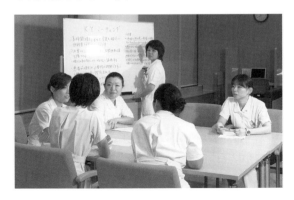

リーダー　それでは、今最重要項目として行動目標を決めましたので、これからやっていくにあたって、みなさんで振り返ります。私がいいますので、そのあとに続いてみなさんで唱和してみてください。

最後に、チーム行動目標をメンバーで唱和し、決意表明をします。

② リーダーの役割と運用のコツ

KYTを有効に導くかどうかは、リーダーの力量で決まるといっても過言ではありません。それほどリーダーの役割は重要です。以下に役割のうえで配慮すること、およびKYTの運用について述べます。

❶ KYミーティングの準備

- リーダーは基礎4ラウンド法の正しい進め方を繰り返し修練していく必要があります。リーダーができるようになるためには、プレ演習含めて、KYTの指導者教育を先行させていく必要があります。

- KYTシートから必ず発見してほしい危険項目は、あらかじめ明確にしておきます。そして、そのシートから何に気づいてほしいか、知ってほしいか、何を教えたいかということについても決めておきます。これはリーダーの手引書（指導要項）ともいうべきものとなります。その内容は、ある状態の特徴でも、対策案でも、考慮すべき外部作用でもかまいません。

- 医療行為の場面ごとや対象者の臨床経験に合わせたKYTシートを用いたいものです。とくに新人は臨床経験が少ないので、気づけない場合もありますが、気づけないからといって気づく仕掛けや明らかにケアとして良くないことをシートに描いておくのではなく、気づけるように誘導していくのがリーダーの役割です。KYTシートは危険に気づいていくためのツールであり、素材であることを、今一度明記しておきます。

❷ KYミーティングの進行で心がけること

- KYミーティングを行うときの原則は、ブレーンストーミングです。リーダーは十分にこの点に留意しましょう。

- リーダーは、ワイワイ、ドンドン、本音で話し合える雰囲気づくりを心がけます。

- リーダーは討議時間の短縮に心がけます。KYTを教育訓練として行う場合には一定の時間をかける必要はありますが、現場で業務中に行う場合には、時間は短ければ短いほどよいのです。長々やるとかえっていやになり、継続す

ることができません。昼のミーティング時間を利用して20分程度で行ってみてはどうでしょうか。

- メンバーが発言につまったら、リーダーはいろいろな視点からの危険のヒントを示して、発言を誘導していきます。

- 人の不適切行為のみに限定せず、モノの不安全状態に関する問題提議も率直に受け止めていきます。設備改善などは作業者の一人称での行動目標では解決できないことなので、リーダーはしかるべきところへ提起していきましょう。

❸ KYミーティングの工夫

- KYTシートに描かれた状況が広範囲だと話し合いが絞れなくなるので、シート内の一部の場面に限ってKYTの提案をすることも大切です。

- リーダーは時間・場所・目的に応じて手法やラウンドを使い分けます。ごく短時間で、皆で第1ラウンドの危険ストーリーの理解を共有した後、リーダーが危険ポイントの最重要項目を絞り込み、第3ラウンドも省略してリーダーが適切な安全対策を指示することもできます。第1ラウンドと第4ラウンドを行い、第2と第3ラウンドを省略するわけです。これはリーダーの訓練にも役立ち、時間短縮を図るときにも活用できます。

❹ 運用・教育体制

- KYTを実施するのに、教育スケジュール的な問題で悩む必要はありません。KYTは、いつでも、どこでも気軽に実施できることが利点ですので、まずはやってみることです。KYTシートは本書に掲載されているものなど既存のものを使えばいいのです。

- 組織的に取り組むことで効果があるので、その推進を担える委員会などはあったほうがよいのですが、KYT独自の委員会などをつくる必要は毛頭ありません。既存の委員会、例えば教育や安全にかかわる委員会が推進の一端を担うことで、現場への定着化を図りたいと思います。そうした委員会のメンバーがKYミーティングのリーダーとなればよいでしょう。

- 複雑で、危険がいっぱいの医療現場で、新人がカルチャーショックに陥らないための事前トレーニングとして、KYTを活用することは有益です。新人の安全教育プログラムのなかでとり上げたいものです。全体の集合教育のなかでも、病棟内の教育のなかでもよいのですが、小集団のKYミーティングによる「KYT基礎4ラウンド法」でスタートしていくのがよいでしょう。その際は、先輩ナースが加わるようにします。なぜなら、新人には経験がないけれども、先輩ナースはたくさんの実体験や潜在的に認識された失敗体験ももっているからです。

- KYTというテーマだけで教育プログラムを組むのではなく、さまざまなテーマでの教育の機会に、少し息抜き的にKYTの演習を組み込んでみるのもよいでしょう。しかし、KYTのなかで、手技や手順や機械操作といった基本的な医療知識の不足を補ったり、教育指導することは本意としていません。無理にその場で教育するということは避けて、別途、勉強会などを計画していきましょう。

❺ まとめ

KYミーティングだけでは、危険予知・危険回

避はできません。なぜなら、スタッフ全員が同じ作業環境で、同じ作業を行うわけではなく、仕事の進捗状況により作業環境は刻々変化していくからです。ましてや医療では、医療行為の対象となる患者さんも刻々変化しています。したがってスタッフには、現場で、作業を行う自分自身で具体的な危険要因に気づき、その危険からの回避行動をとれるようになることが望まれます。KYTはこうした要望に合致した取り組みといえます。し

かも、何かの事故が起きてしまったわけではないので事故事例の直接の当事者は存在せず、事例としての扱いも容易です。

　KYTによって向上した「察知力」を現場に生かすKY活動への展開、実践こそが、次の段階へと進むべきマイルストーンであることを念頭において継続させていきたいと思います。やりっぱなしで終わらない安全教育の確立を目指して。

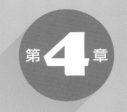

第**4**章

KYTシート集

　本章はKYTのためのイラスト集です。看護ケアの場面を46場面選びました。
　イラストのタイトルとして、場面上での看護師の行為や作業、あるいは患者状態の設定文をつけています。これらの場面や風景に何かの行為や何かの作用、何かの変化が加わることによって発生する危険を予測してみてください。それを危険ストーリー（潜在要因＋事故の型による文章：「○○すると、△△して、××になる」など）の文章で表現してみてください。イラストシートの隣のページは、KYT基礎４ラウンド法の展開フォーマットになっています。
　これから示す46場面のほとんどは、「あなた（看護師）」が主語になっています。あなたはどんな危険を予測しますか？　さあ、トレーニングを開始していきましょう！

●トレーニング開始のミニアドバイス

- めったに起こらないような危険ストーリーであっても、あり得ると思えることであれば、どんどんストーリーとしてあげていきましょう。否定をしてはいけません。KYTに正解、不正解という考え方はありません。自分の言葉で表現しましょう。
- イラストシートは危険を考えるツールです。イラストから想定できる危険は、何でもあげていきましょう。想像力をたくましくしてみましょう。
- 失敗経験を思い起こしてみましょう。
- シートの場面が自分の病院では発生しない場面だからトレーニングをしない、ということではなく、もし自分がその場面に遭遇したらどう危険を予測するかという立場で考えていきましょう。

1 2人で人工呼吸器装着中の患者の体位変換をしています。

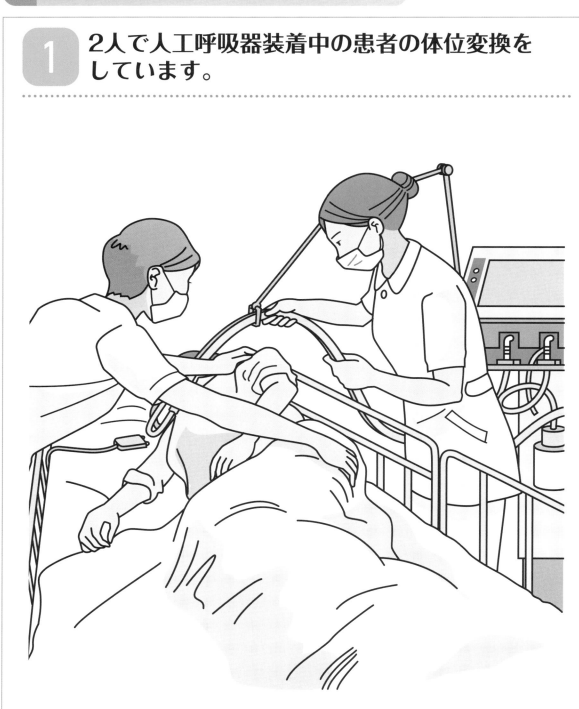

| 第1ラウンド | 現状把握 | イラストを見て、その場面に潜む危険要因を思いつくまま記入しましょう。 |

例 ○○が△△すると、××になる。

| 第2ラウンド | 本質追究 | 第1ラウンドの項目の中から、重要と思われる事項を選択してください。 |

| 第3ラウンド | 対策樹立 | あなたならどうするか、具体的な対策を肯定的な文で記入してください。 |

例 ○○する。（「○○しないようにする」は×）

| 第4ラウンド | 目標設定 | チームで話し合い、行動目標を設定してください。 |

2　胸腔ドレーンを入れた患者の体位変換をしています。

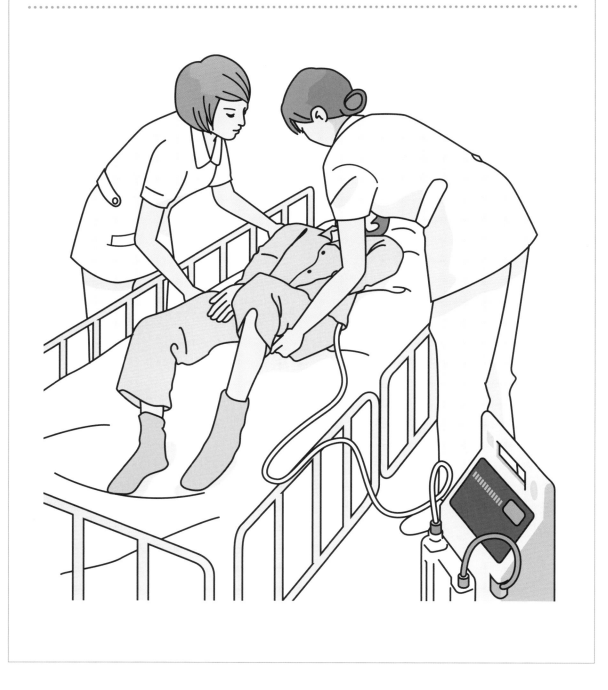

| 第1ラウンド | 現状把握 | イラストを見て、その場面に潜む危険要因を思いつくまま記入しましょう。 |

例 ○○が△△すると、××になる。

| 第2ラウンド | 本質追究 | 第1ラウンドの項目の中から、重要と思われる事項を選択してください。 |

| 第3ラウンド | 対策樹立 | あなたならどうするか、具体的な対策を肯定的な文で記入してください。 |

例 ○○する。（「○○しないようにする」は×）

| 第4ラウンド | 目標設定 | チームで話し合い、行動目標を設定してください。 |

3　重症者の移送をしています。

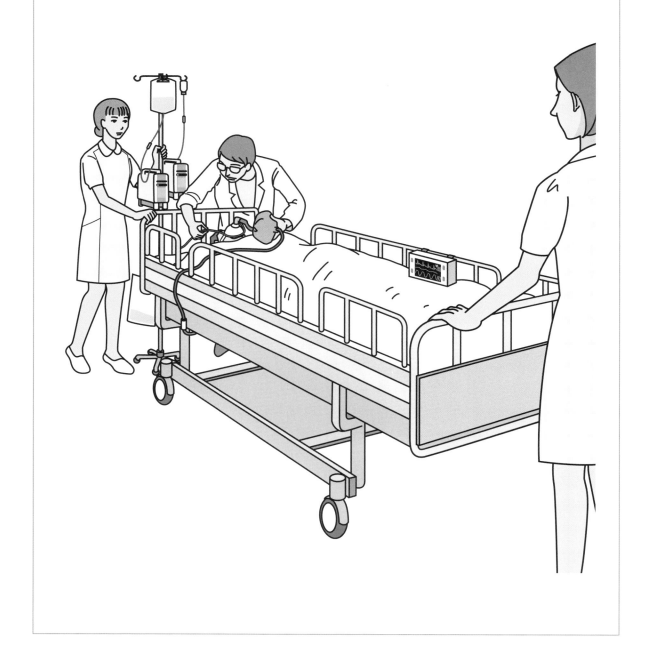

| 第1ラウンド | **現状把握** | イラストを見て、その場面に潜む危険要因を思いつくまま記入しましょう。 |

例 ○○が△△すると、××になる。

| 第2ラウンド | **本質追究** | 第1ラウンドの項目の中から、重要と思われる事項を選択してください。 |

| 第3ラウンド | **対策樹立** | あなたならどうするか、具体的な対策を肯定的な文で記入してください。 |

例 ○○する。(「○○しないようにする」は×)

| 第4ラウンド | **目標設定** | チームで話し合い、行動目標を設定してください。 |

これから歩行練習を開始します。

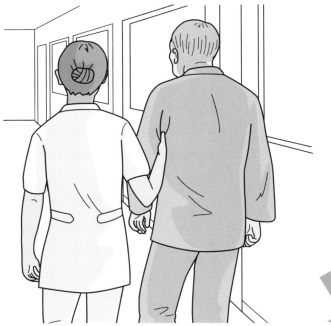

少し歩いたところで看護師とすれ違いました。

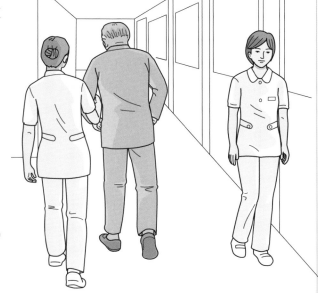

すれ違った看護師は上の状況をどのように認識、判断するでしょうか。

第1ラウンド **現状把握**　イラストを見て、その場面に潜む危険要因を思いつくまま記入しましょう。

例 ○○が△△すると、××になる。

第2ラウンド **本質追究**　第1ラウンドの項目の中から、重要と思われる事項を選択してください。

第3ラウンド **対策樹立**　あなたならどうするか、具体的な対策を肯定的な文で記入してください。

例 ○○する。（「○○しないようにする」は×）

第4ラウンド **目標設定**　チームで話し合い、行動目標を設定してください。

5 気管チューブ挿入患者の口腔ケアをしています。

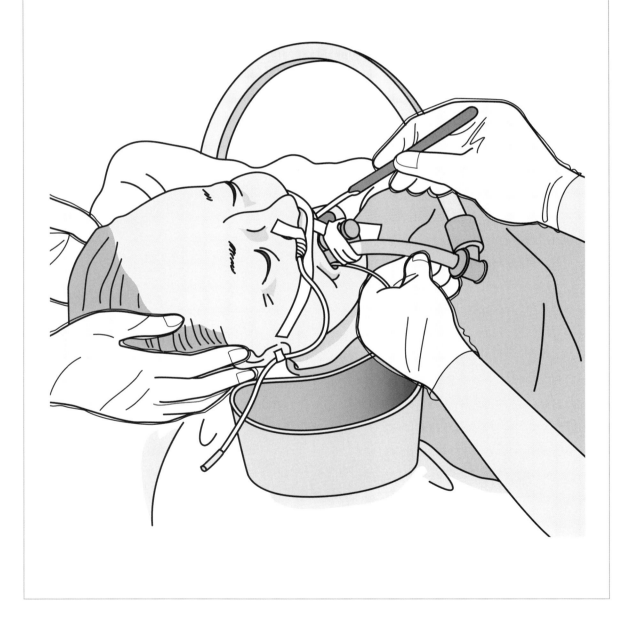

| 第1ラウンド | 現状把握 | イラストを見て、その場面に潜む危険要因を思いつくまま記入しましょう。 |

例 ○○が△△すると、××になる。

| 第2ラウンド | 本質追究 | 第1ラウンドの項目の中から、重要と思われる事項を選択してください。 |

| 第3ラウンド | 対策樹立 | あなたならどうするか、具体的な対策を肯定的な文で記入してください。 |

例 ○○する。（「○○しないようにする」は×）

| 第4ラウンド | 目標設定 | チームで話し合い、行動目標を設定してください。 |

機械浴の介助をします。

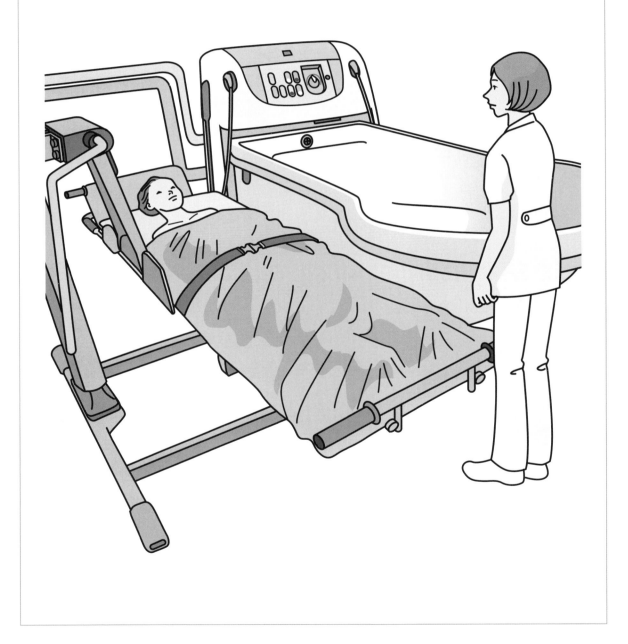

| 第1ラウンド | 現状把握 | イラストを見て、その場面に潜む危険要因を思いつくまま記入しましょう。 |

例 ○○が△△すると、××になる。

| 第2ラウンド | 本質追究 | 第1ラウンドの項目の中から、重要と思われる事項を選択してください。 |

| 第3ラウンド | 対策樹立 | あなたならどうするか、具体的な対策を肯定的な文で記入してください。 |

例 ○○する。（「○○しないようにする」は×）

| 第4ラウンド | 目標設定 | チームで話し合い、行動目標を設定してください。 |

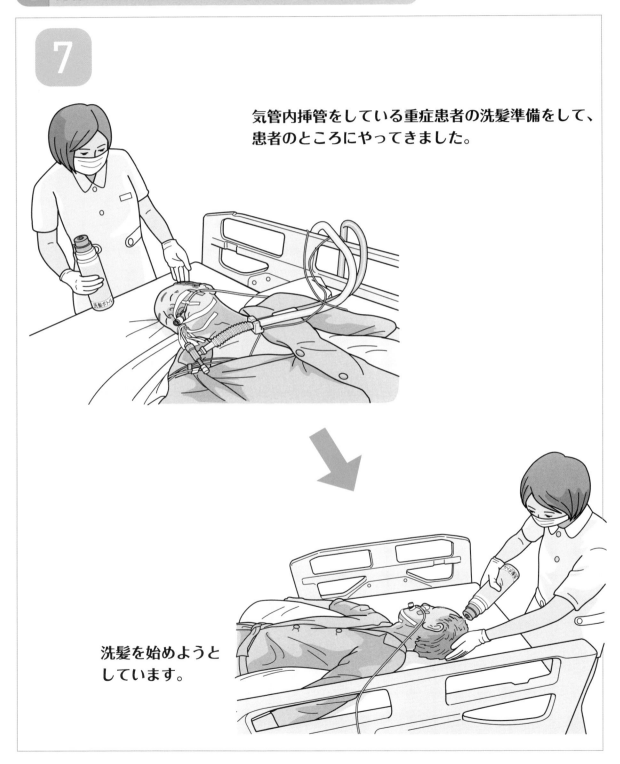

7

気管内挿管をしている重症患者の洗髪準備をして、患者のところにやってきました。

洗髪を始めようとしています。

| 第1ラウンド | 現状把握 | イラストを見て、その場面に潜む危険要因を思いつくまま記入しましょう。 |

例 ○○が△△すると、××になる。

| 第2ラウンド | 本質追究 | 第1ラウンドの項目の中から、重要と思われる事項を選択してください。 |

| 第3ラウンド | 対策樹立 | あなたならどうするか、具体的な対策を肯定的な文で記入してください。 |

例 ○○する。（「○○しないようにする」は×）

| 第4ラウンド | 目標設定 | チームで話し合い、行動目標を設定してください。 |

食事介助をしています。

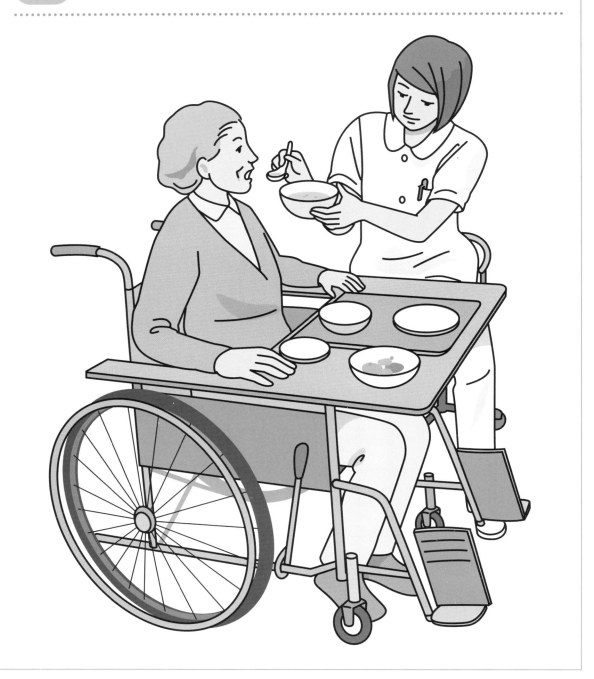

| 第1ラウンド | **現状把握** | イラストを見て、その場面に潜む危険要因を思いつくまま記入しましょう。 |

例 ○○が△△すると、××になる。

| 第2ラウンド | **本質追究** | 第1ラウンドの項目の中から、重要と思われる事項を選択してください。 |

| 第3ラウンド | **対策樹立** | あなたならどうするか、具体的な対策を肯定的な文で記入してください。 |

例 ○○する。（「○○しないようにする」は×）

| 第4ラウンド | **目標設定** | チームで話し合い、行動目標を設定してください。 |

9　経鼻経管栄養チューブを接続して経管栄養を開始するところです。

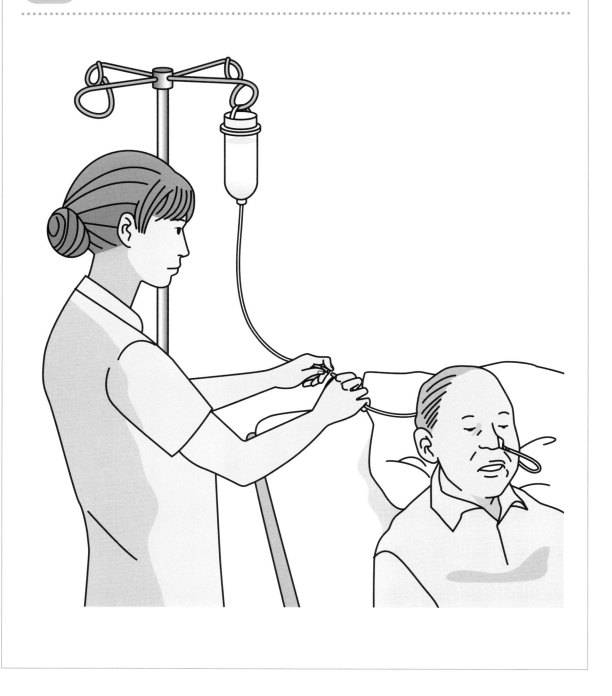

| 第1ラウンド | 現状把握 | イラストを見て、その場面に潜む危険要因を思いつくまま記入しましょう。 |

例 ○○が△△すると、××になる。

| 第2ラウンド | 本質追究 | 第1ラウンドの項目の中から、重要と思われる事項を選択してください。 |

| 第3ラウンド | 対策樹立 | あなたならどうするか、具体的な対策を肯定的な文で記入してください。 |

例 ○○する。（「○○しないようにする」は×）

| 第4ラウンド | 目標設定 | チームで話し合い、行動目標を設定してください。 |

10 胃瘻（PEG）へ栄養剤を注入します。

第1ラウンド 　**現状把握**　　　　　イラストを見て、その場面に潜む危険要因を思いつくまま記入しましょう。

例 ○○が△△すると、××になる。

第2ラウンド 　**本質追究**　　　　　第1ラウンドの項目の中から、重要と思われる事項を選択してください。

第3ラウンド 　**対策樹立**　　　　　あなたならどうするか、具体的な対策を肯定的な文で記入してください。

例 ○○する。（「○○しないようにする」は×）

第4ラウンド 　**目標設定**　　　　　チームで話し合い、行動目標を設定してください。

11 結腸ストーマの装具交換中です。

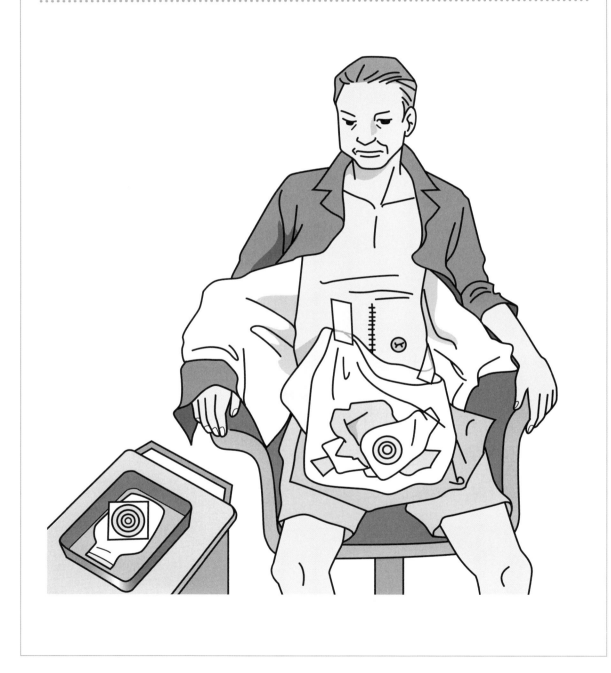

| 第1ラウンド | 現状把握 | イラストを見て、その場面に潜む危険要因を思いつくまま記入しましょう。 |

例 ○○が△△すると、××になる。

| 第2ラウンド | 本質追究 | 第1ラウンドの項目の中から、重要と思われる事項を選択してください。 |

| 第3ラウンド | 対策樹立 | あなたならどうするか、具体的な対策を肯定的な文で記入してください。 |

例 ○○する。(「○○しないようにする」は×)

| 第4ラウンド | 目標設定 | チームで話し合い、行動目標を設定してください。 |

12 膀胱留置カテーテルを挿入するところです。

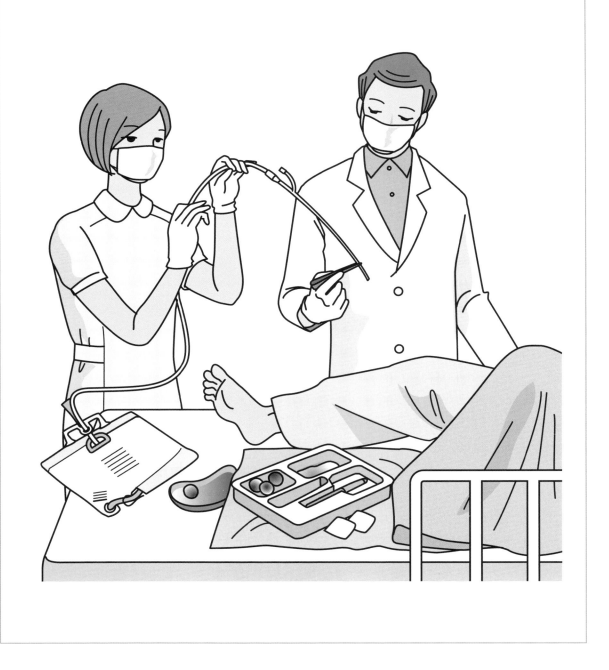

| 第1ラウンド | 現状把握 | イラストを見て、その場面に潜む危険要因を思いつくまま記入しましょう。 |

例 ○○が△△すると、××になる。

| 第2ラウンド | 本質追究 | 第1ラウンドの項目の中から、重要と思われる事項を選択してください。 |

| 第3ラウンド | 対策樹立 | あなたならどうするか、具体的な対策を肯定的な文で記入してください。 |

例 ○○する。（「○○しないようにする」は×）

| 第4ラウンド | 目標設定 | チームで話し合い、行動目標を設定してください。 |

13 気管内吸引をしています。

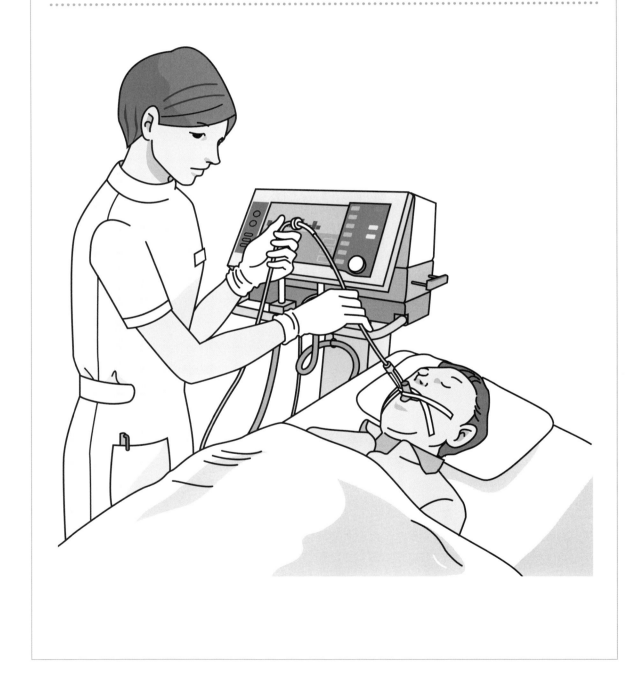

| 第1ラウンド | 現状把握 | イラストを見て、その場面に潜む危険要因を思いつくまま記入しましょう。 |

例 ○○が△△すると、××になる。

| 第2ラウンド | 本質追究 | 第1ラウンドの項目の中から、重要と思われる事項を選択してください。 |

| 第3ラウンド | 対策樹立 | あなたならどうするか、具体的な対策を肯定的な文で記入してください。 |

例 ○○する。（「○○しないようにする」は×）

| 第4ラウンド | 目標設定 | チームで話し合い、行動目標を設定してください。 |

14　口腔内吸引をしています。

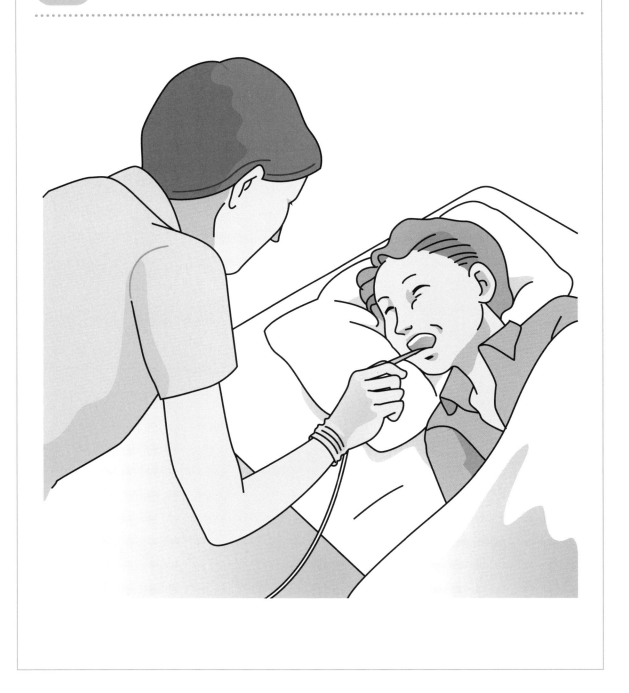

| 第1ラウンド | 現状把握 | イラストを見て、その場面に潜む危険要因を思いつくまま記入しましょう。 |

例 ○○が△△すると、××になる。

| 第2ラウンド | 本質追究 | 第1ラウンドの項目の中から、重要と思われる事項を選択してください。 |

| 第3ラウンド | 対策樹立 | あなたならどうするか、具体的な対策を肯定的な文で記入してください。 |

例 ○○する。（「○○しないようにする」は×）

| 第4ラウンド | 目標設定 | チームで話し合い、行動目標を設定してください。 |

15 気管チューブを固定したところです。

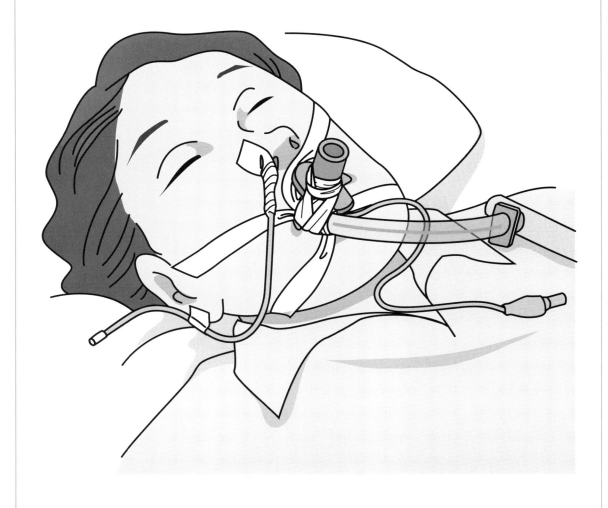

| 第1ラウンド | 現状把握 | イラストを見て、その場面に潜む危険要因を思いつくまま記入しましょう。 |

例 ○○が△△すると、××になる。

| 第2ラウンド | 本質追究 | 第1ラウンドの項目の中から、重要と思われる事項を選択してください。 |

| 第3ラウンド | 対策樹立 | あなたならどうするか、具体的な対策を肯定的な文で記入してください。 |

例 ○○する。（「○○しないようにする」は×）

| 第4ラウンド | 目標設定 | チームで話し合い、行動目標を設定してください。 |

16 人工呼吸器の設定をしています。

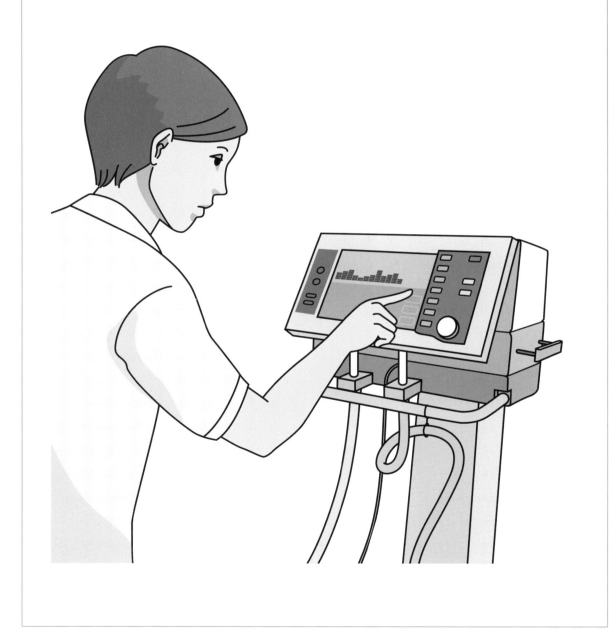

| 第1ラウンド | 現状把握 | イラストを見て、その場面に潜む危険要因を思いつくまま記入しましょう。 |

㋑ ○○が△△すると、××になる。

| 第2ラウンド | 本質追究 | 第1ラウンドの項目の中から、重要と思われる事項を選択してください。 |

| 第3ラウンド | 対策樹立 | あなたならどうするか、具体的な対策を肯定的な文で記入してください。 |

㋑ ○○する。（「○○しないようにする」は×）

| 第4ラウンド | 目標設定 | チームで話し合い、行動目標を設定してください。 |

人工呼吸器の回路を点検しています。

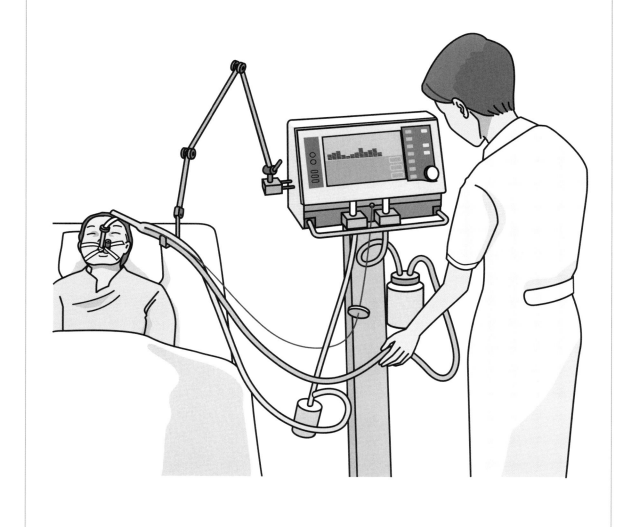

| 第1ラウンド | 現状把握 | イラストを見て、その場面に潜む危険要因を思いつくまま記入しましょう。 |

例 ○○が△△すると、××になる。

| 第2ラウンド | 本質追究 | 第1ラウンドの項目の中から、重要と思われる事項を選択してください。 |

| 第3ラウンド | 対策樹立 | あなたならどうするか、具体的な対策を肯定的な文で記入してください。 |

例 ○○する。（「○○しないようにする」は×）

| 第4ラウンド | 目標設定 | チームで話し合い、行動目標を設定してください。 |

18 酸素吸入を始めます。

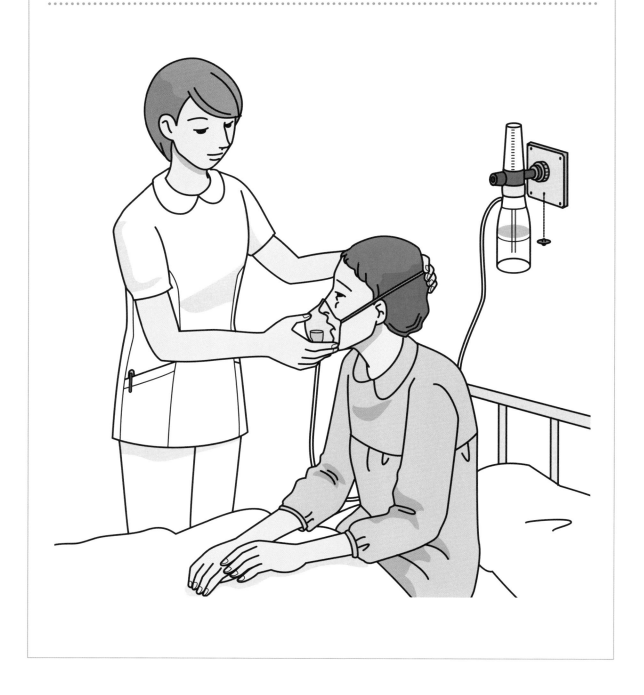

| 第1ラウンド | 現状把握 | イラストを見て、その場面に潜む危険要因を思いつくまま記入しましょう。 |

🔢 ○○が△△すると、××になる。

| 第2ラウンド | 本質追究 | 第1ラウンドの項目の中から、重要と思われる事項を選択してください。 |

| 第3ラウンド | 対策樹立 | あなたならどうするか、具体的な対策を肯定的な文で記入してください。 |

🔢 ○○する。（「○○しないようにする」は×）

| 第4ラウンド | 目標設定 | チームで話し合い、行動目標を設定してください。 |

19 採血をしようとしています。

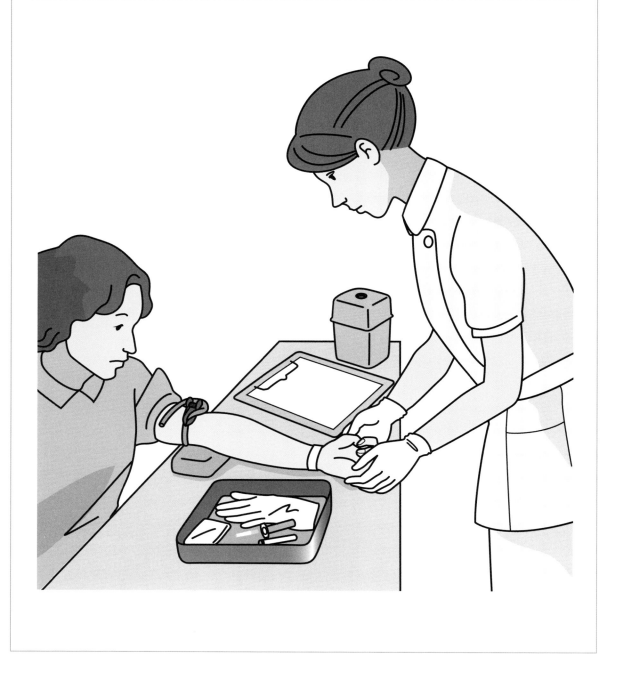

第1ラウンド　現状把握　イラストを見て、その場面に潜む危険要因を思いつくまま記入しましょう。

例 ○○が△△すると、××になる。

第2ラウンド　本質追究　第1ラウンドの項目の中から、重要と思われる事項を選択してください。

第3ラウンド　対策樹立　あなたならどうするか、具体的な対策を肯定的な文で記入してください。

例 ○○する。（「○○しないようにする」は×）

第4ラウンド　目標設定　チームで話し合い、行動目標を設定してください。

採血のため翼状針を刺入したところです。

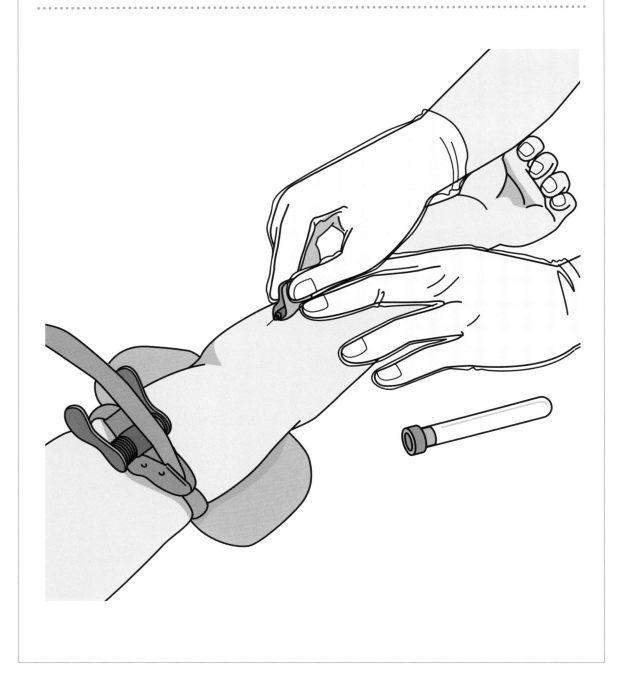

| 第1ラウンド | 現状把握 | イラストを見て、その場面に潜む危険要因を思いつくまま記入しましょう。 |

例 ○○が△△すると、××になる。

| 第2ラウンド | 本質追究 | 第1ラウンドの項目の中から、重要と思われる事項を選択してください。 |

| 第3ラウンド | 対策樹立 | あなたならどうするか、具体的な対策を肯定的な文で記入してください。 |

例 ○○する。(「○○しないようにする」は×)

| 第4ラウンド | 目標設定 | チームで話し合い、行動目標を設定してください。 |

21 MRI検査を始めるところに付き添ってきました。

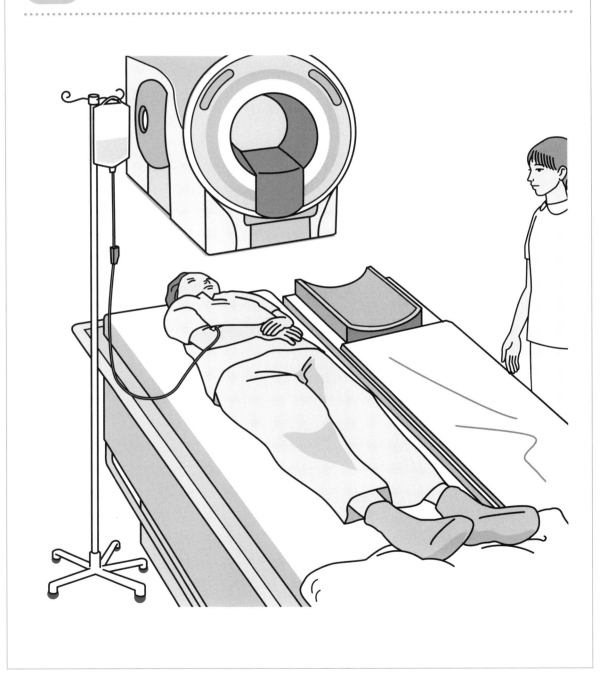

| 第1ラウンド | 現状把握 | イラストを見て、その場面に潜む危険要因を思いつくまま記入しましょう。 |

例 ○○が△△すると、××になる。

| 第2ラウンド | 本質追究 | 第1ラウンドの項目の中から、重要と思われる事項を選択してください。 |

| 第3ラウンド | 対策樹立 | あなたならどうするか、具体的な対策を肯定的な文で記入してください。 |

例 ○○する。(「○○しないようにする」は×)

| 第4ラウンド | 目標設定 | チームで話し合い、行動目標を設定してください。 |

22 血糖値測定のための穿刺をしています。

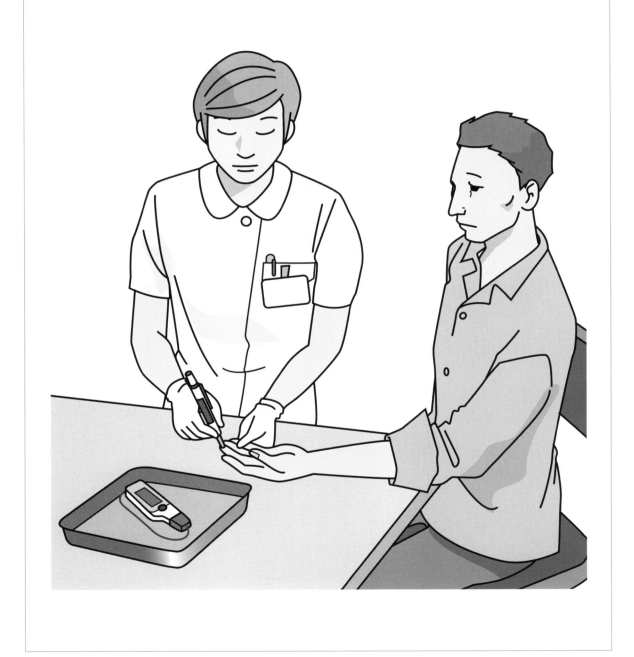

| 第1ラウンド | 現状把握 | イラストを見て、その場面に潜む危険要因を思いつくまま記入しましょう。 |

例 ○○が△△すると、××になる。

| 第2ラウンド | 本質追究 | 第1ラウンドの項目の中から、重要と思われる事項を選択してください。 |

| 第3ラウンド | 対策樹立 | あなたならどうするか、具体的な対策を肯定的な文で記入してください。 |

例 ○○する。（「○○しないようにする」は×）

| 第4ラウンド | 目標設定 | チームで話し合い、行動目標を設定してください。 |

23　血糖値を測定しています。

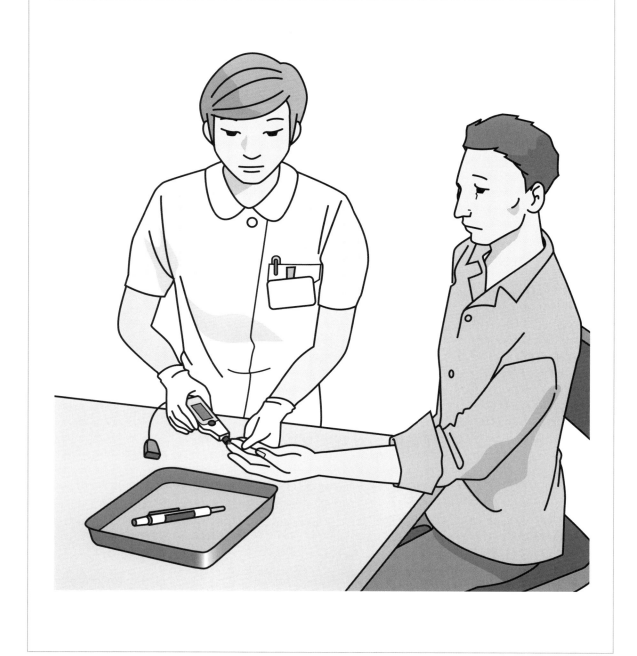

第1ラウンド　現状把握　イラストを見て、その場面に潜む危険要因を思いつくまま記入しましょう。

例 ○○が△△すると、××になる。

第2ラウンド　本質追究　第1ラウンドの項目の中から、重要と思われる事項を選択してください。

第3ラウンド　対策樹立　あなたならどうするか、具体的な対策を肯定的な文で記入してください。

例 ○○する。（「○○しないようにする」は×）

第4ラウンド　目標設定　チームで話し合い、行動目標を設定してください。

24 中心静脈カテーテル挿入の介助をしています。

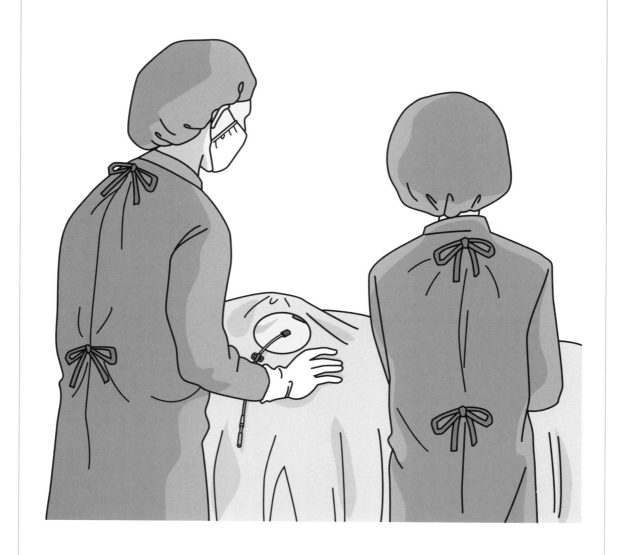

| 第1ラウンド | **現状把握** | イラストを見て、その場面に潜む危険要因を思いつくまま記入しましょう。 |

例 ○○が△△すると、××になる。

| 第2ラウンド | **本質追究** | 第1ラウンドの項目の中から、重要と思われる事項を選択してください。 |

| 第3ラウンド | **対策樹立** | あなたならどうするか、具体的な対策を肯定的な文で記入してください。 |

例 ○○する。（「○○しないようにする」は×）

| 第4ラウンド | **目標設定** | チームで話し合い、行動目標を設定してください。 |

25 ボトルに薬剤を混注しています。

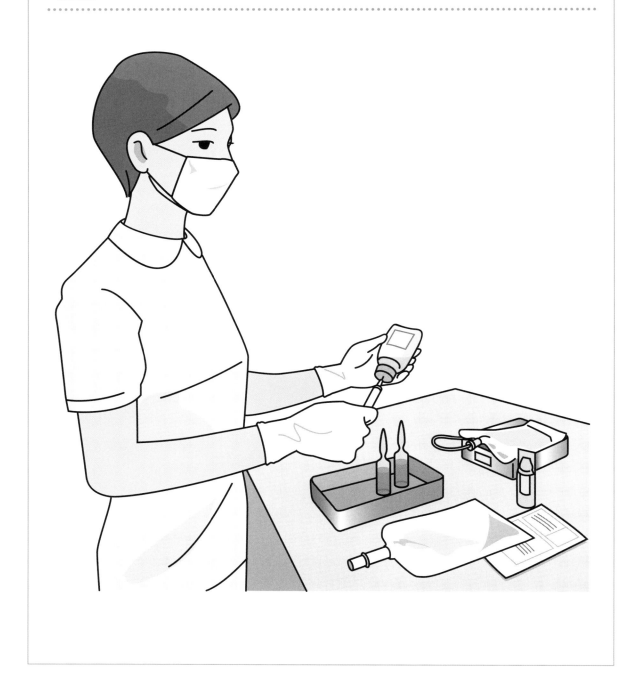

第1ラウンド　現状把握　イラストを見て、その場面に潜む危険要因を思いつくまま記入しましょう。

例 ○○が△△すると、××になる。

第2ラウンド　本質追究　第1ラウンドの項目の中から、重要と思われる事項を選択してください。

第3ラウンド　対策樹立　あなたならどうするか、具体的な対策を肯定的な文で記入してください。

例 ○○する。（「○○しないようにする」は×）

第4ラウンド　目標設定　チームで話し合い、行動目標を設定してください。

26 静脈注射をするためベッドサイドへやってきました。

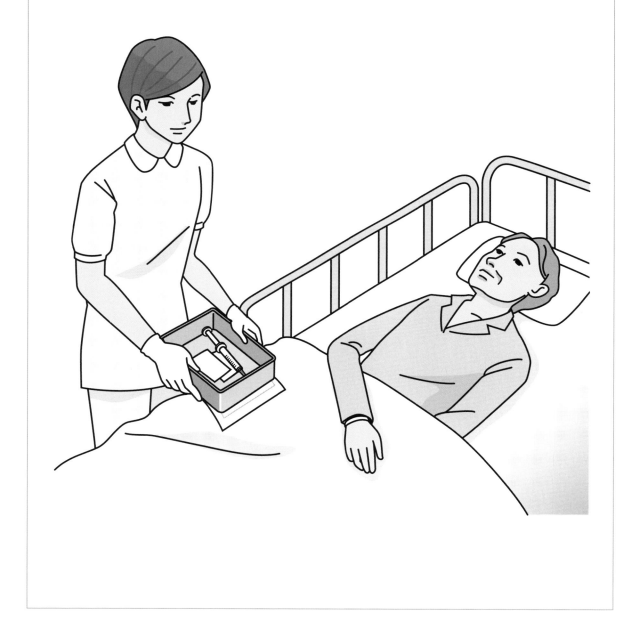

| 第1ラウンド | 現状把握 | イラストを見て、その場面に潜む危険要因を思いつくまま記入しましょう。 |

例 ○○が△△すると、××になる。

| 第2ラウンド | 本質追究 | 第1ラウンドの項目の中から、重要と思われる事項を選択してください。 |

| 第3ラウンド | 対策樹立 | あなたならどうするか、具体的な対策を肯定的な文で記入してください。 |

例 ○○する。(「○○しないようにする」は×)

| 第4ラウンド | 目標設定 | チームで話し合い、行動目標を設定してください。 |

27　側管注をしています。

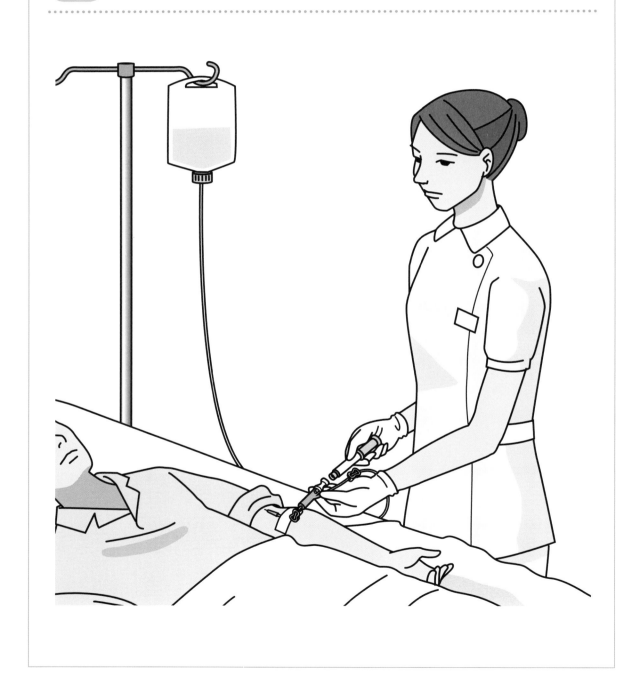

| 第1ラウンド | 現状把握 | イラストを見て、その場面に潜む危険要因を思いつくまま記入しましょう。 |

例 ○○が△△すると、××になる。

| 第2ラウンド | 本質追究 | 第1ラウンドの項目の中から、重要と思われる事項を選択してください。 |

| 第3ラウンド | 対策樹立 | あなたならどうするか、具体的な対策を肯定的な文で記入してください。 |

例 ○○する。（「○○しないようにする」は×）

| 第4ラウンド | 目標設定 | チームで話し合い、行動目標を設定してください。 |

28 注射のダブルチェックをしています。

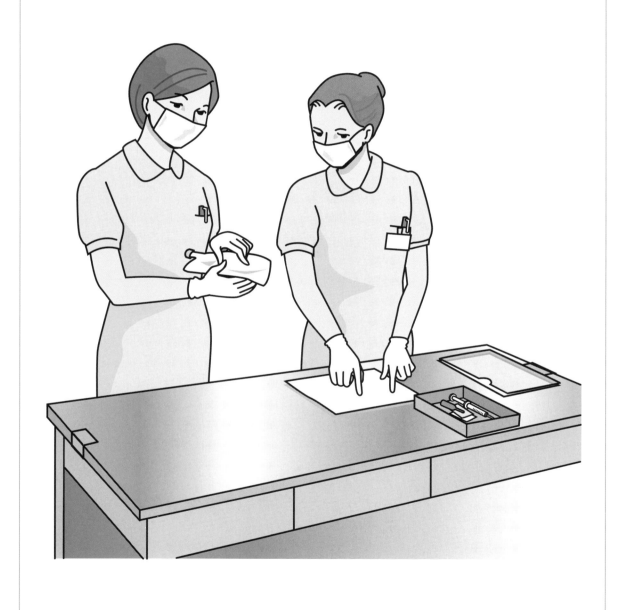

| 第1ラウンド | **現状把握** | イラストを見て、その場面に潜む危険要因を思いつくまま記入しましょう。 |

例 ○○が△△すると、××になる。

| 第2ラウンド | **本質追究** | 第1ラウンドの項目の中から、重要と思われる事項を選択してください。 |

| 第3ラウンド | **対策樹立** | あなたならどうするか、具体的な対策を肯定的な文で記入してください。 |

例 ○○する。(「○○しないようにする」は×)

| 第4ラウンド | **目標設定** | チームで話し合い、行動目標を設定してください。 |

1台の輸液ポンプで点滴を開始しようとしています。

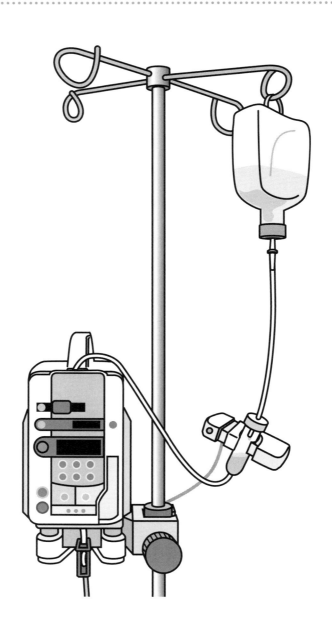

| 第1ラウンド | 現状把握 | イラストを見て、その場面に潜む危険要因を思いつくまま記入しましょう。 |

例 ○○が△△すると、××になる。

| 第2ラウンド | 本質追究 | 第1ラウンドの項目の中から、重要と思われる事項を選択してください。 |

| 第3ラウンド | 対策樹立 | あなたならどうするか、具体的な対策を肯定的な文で記入してください。 |

例 ○○する。(「○○しないようにする」は×)

| 第4ラウンド | 目標設定 | チームで話し合い、行動目標を設定してください。 |

30 複数台の輸液ポンプを使用しています。

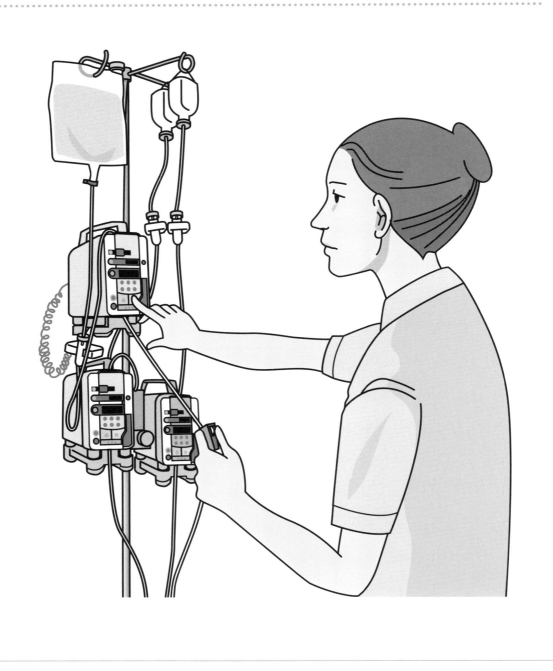

| 第1ラウンド | **現状把握** | イラストを見て、その場面に潜む危険要因を思いつくまま記入しましょう。 |

例 ○○が△△すると、××になる。

| 第2ラウンド | **本質追究** | 第1ラウンドの項目の中から、重要と思われる事項を選択してください。 |

| 第3ラウンド | **対策樹立** | あなたならどうするか、具体的な対策を肯定的な文で記入してください。 |

例 ○○する。（「○○しないようにする」は×）

| 第4ラウンド | **目標設定** | チームで話し合い、行動目標を設定してください。 |

静脈留置針を刺入して固定をしようとしています。

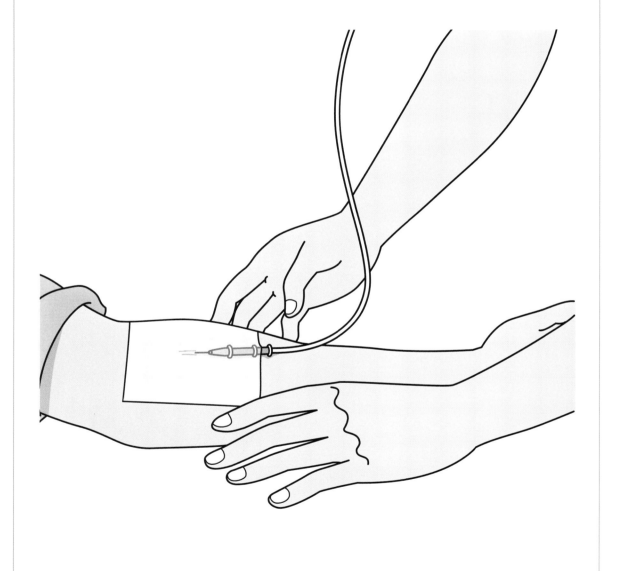

| 第1ラウンド | 現状把握 | イラストを見て、その場面に潜む危険要因を思いつくまま記入しましょう。 |

例 ○○が△△すると、××になる。

| 第2ラウンド | 本質追究 | 第1ラウンドの項目の中から、重要と思われる事項を選択してください。 |

| 第3ラウンド | 対策樹立 | あなたならどうするか、具体的な対策を肯定的な文で記入してください。 |

例 ○○する。（「○○しないようにする」は×）

| 第4ラウンド | 目標設定 | チームで話し合い、行動目標を設定してください。 |

32 ベッドサイドに点滴施行中の観察にきました。

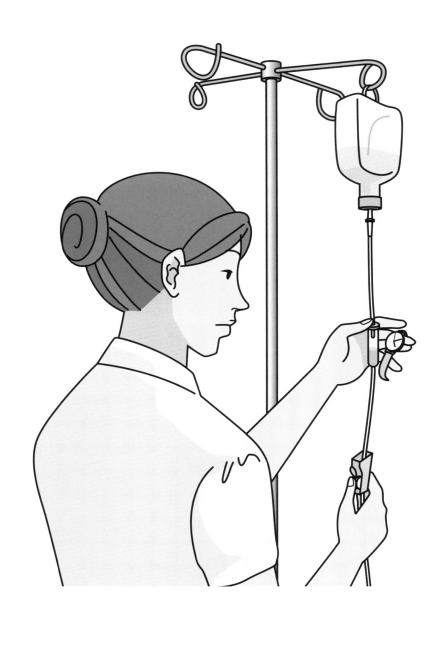

| 第1ラウンド | 現状把握 | イラストを見て、その場面に潜む危険要因を思いつくまま記入しましょう。 |

例 ○○が△△すると、××になる。

| 第2ラウンド | 本質追究 | 第1ラウンドの項目の中から、重要と思われる事項を選択してください。 |

| 第3ラウンド | 対策樹立 | あなたならどうするか、具体的な対策を肯定的な文で記入してください。 |

例 ○○する。(「○○しないようにする」は×)

| 第4ラウンド | 目標設定 | チームで話し合い、行動目標を設定してください。 |

33 皮下注射をしようとしています。

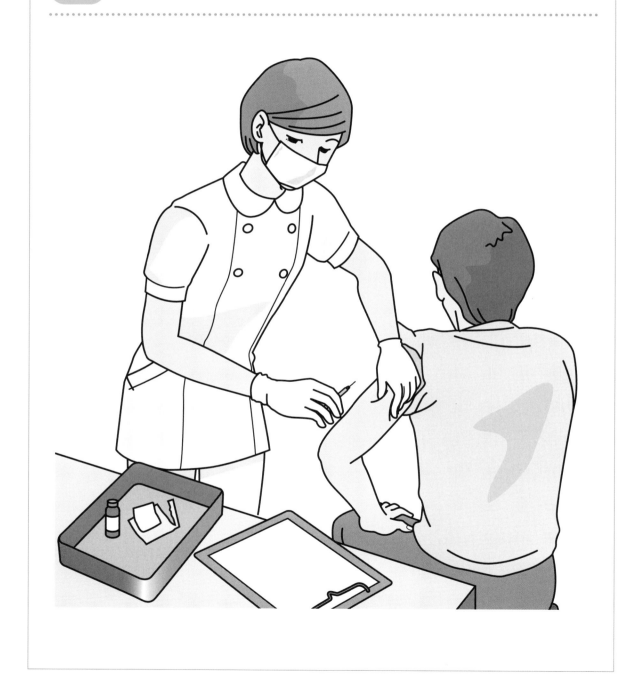

| 第1ラウンド | 現状把握 | イラストを見て、その場面に潜む危険要因を思いつくまま記入しましょう。 |

例 ○○が△△すると、××になる。

| 第2ラウンド | 本質追究 | 第1ラウンドの項目の中から、重要と思われる事項を選択してください。 |

| 第3ラウンド | 対策樹立 | あなたならどうするか、具体的な対策を肯定的な文で記入してください。 |

例 ○○する。(「○○しないようにする」は×)

| 第4ラウンド | 目標設定 | チームで話し合い、行動目標を設定してください。 |

筋肉注射をしようとしています。

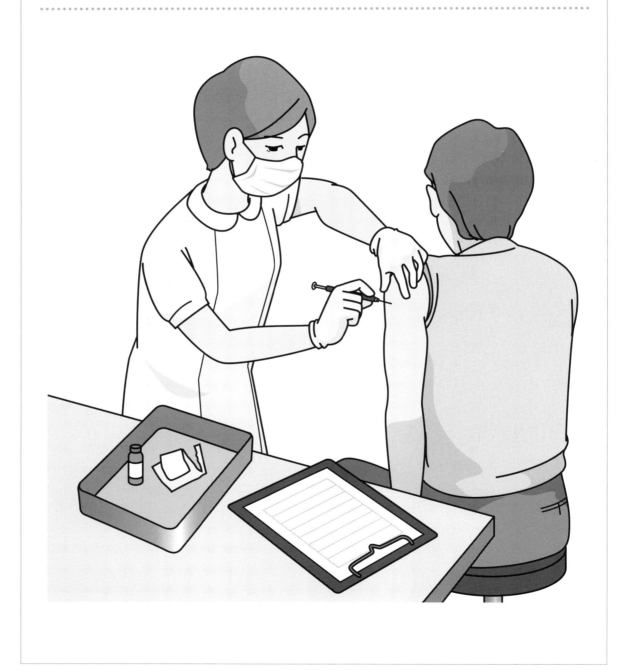

| 第1ラウンド | 現状把握 | イラストを見て、その場面に潜む危険要因を思いつくまま記入しましょう。 |

例 ○○が△△すると、××になる。

| 第2ラウンド | 本質追究 | 第1ラウンドの項目の中から、重要と思われる事項を選択してください。 |

| 第3ラウンド | 対策樹立 | あなたならどうするか、具体的な対策を肯定的な文で記入してください。 |

例 ○○する。（「○○しないようにする」は×）

| 第4ラウンド | 目標設定 | チームで話し合い、行動目標を設定してください。 |

小児への与薬の準備をしています。

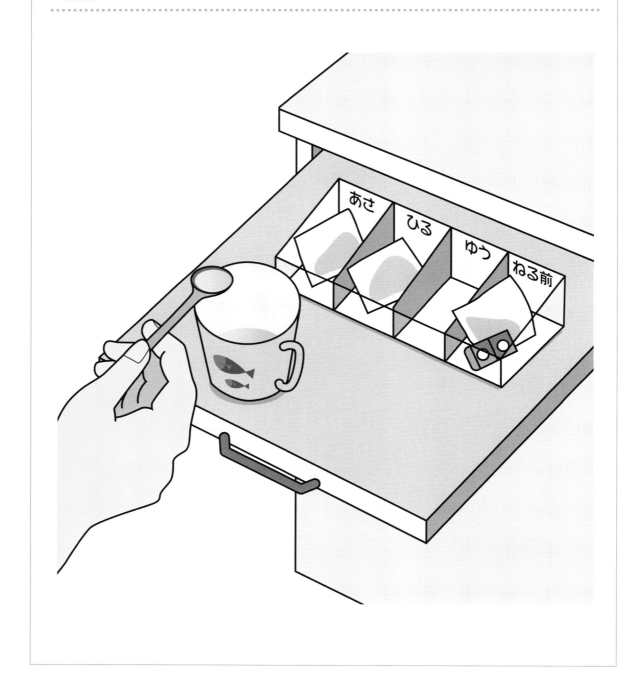

| 第1ラウンド | 現状把握 | イラストを見て、その場面に潜む危険要因を思いつくまま記入しましょう。 |

例 ○○が△△すると、××になる。

| 第2ラウンド | 本質追究 | 第1ラウンドの項目の中から、重要と思われる事項を選択してください。 |

| 第3ラウンド | 対策樹立 | あなたならどうするか、具体的な対策を肯定的な文で記入してください。 |

例 ○○する。(「○○しないようにする」は×)

| 第4ラウンド | 目標設定 | チームで話し合い、行動目標を設定してください。 |

36 患者の持参薬をリストに記入しています。

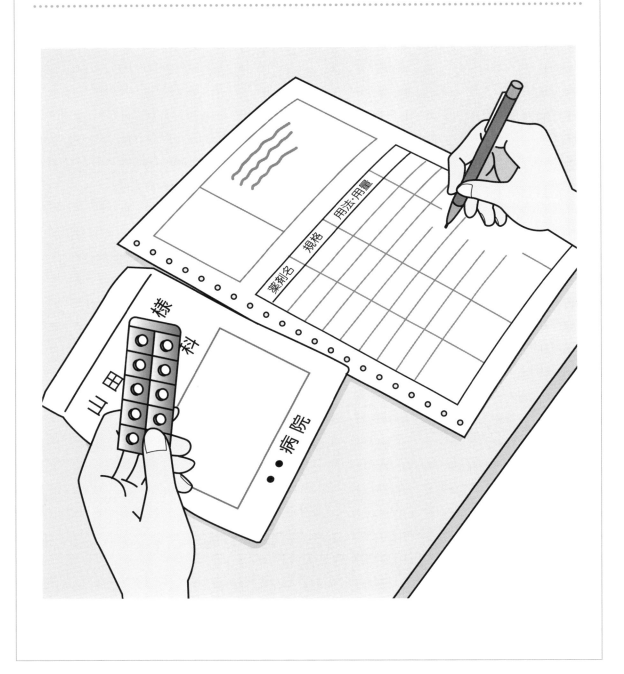

| 第1ラウンド | **現状把握** | イラストを見て、その場面に潜む危険要因を思いつくまま記入しましょう。 |

例 ○○が△△すると、××になる。

| 第2ラウンド | **本質追究** | 第1ラウンドの項目の中から、重要と思われる事項を選択してください。 |

| 第3ラウンド | **対策樹立** | あなたならどうするか、具体的な対策を肯定的な文で記入してください。 |

例 ○○する。（「○○しないようにする」は×）

| 第4ラウンド | **目標設定** | チームで話し合い、行動目標を設定してください。 |

包帯交換の介助をしています。

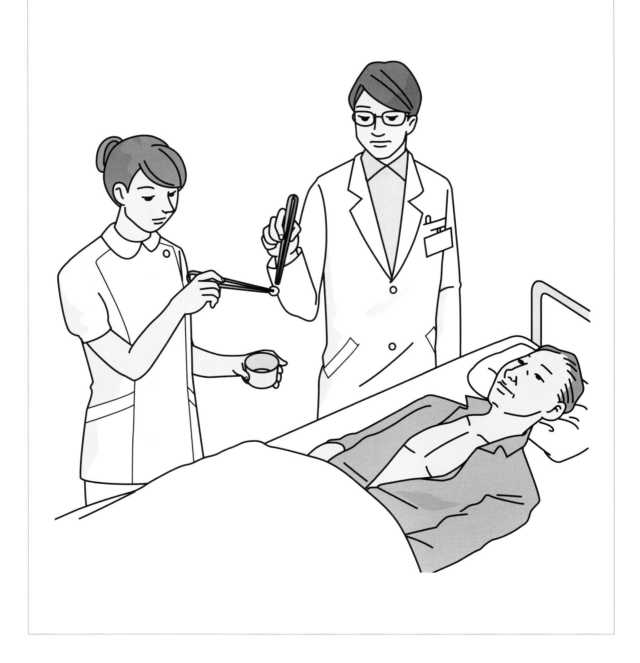

| 第1ラウンド | 現状把握 | イラストを見て、その場面に潜む危険要因を思いつくまま記入しましょう。 |

例 ○○が△△すると、××になる。

| 第2ラウンド | 本質追究 | 第1ラウンドの項目の中から、重要と思われる事項を選択してください。 |

| 第3ラウンド | 対策樹立 | あなたならどうするか、具体的な対策を肯定的な文で記入してください。 |

例 ○○する。（「○○しないようにする」は×）

| 第4ラウンド | 目標設定 | チームで話し合い、行動目標を設定してください。 |

38 手洗いをしています。

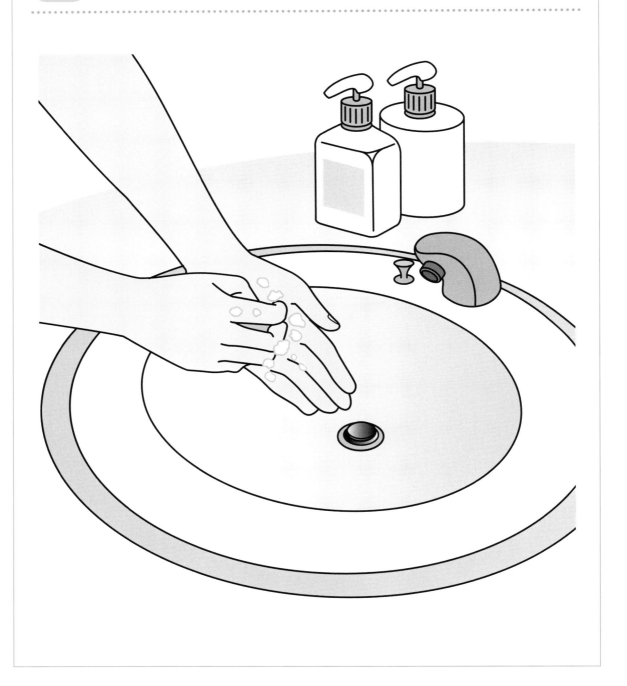

| 第1ラウンド | 現状把握 | イラストを見て、その場面に潜む危険要因を思いつくまま記入しましょう。 |

例 ○○が△△すると、××になる。

| 第2ラウンド | 本質追究 | 第1ラウンドの項目の中から、重要と思われる事項を選択してください。 |

| 第3ラウンド | 対策樹立 | あなたならどうするか、具体的な対策を肯定的な文で記入してください。 |

例 ○○する。(「○○しないようにする」は×)

| 第4ラウンド | 目標設定 | チームで話し合い、行動目標を設定してください。 |

39 術後の初歩行を始めるところです。

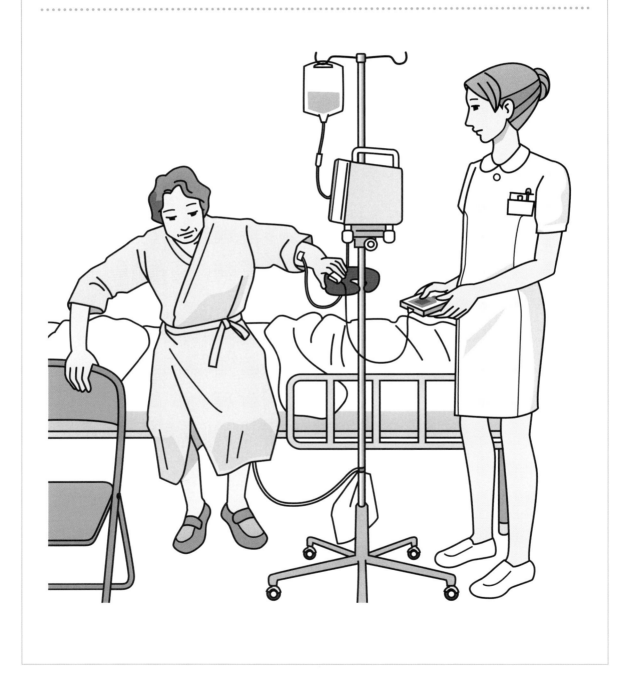

| 第1ラウンド | 現状把握 | イラストを見て、その場面に潜む危険要因を思いつくまま記入しましょう。 |

例 ○○が△△すると、××になる。

| 第2ラウンド | 本質追究 | 第1ラウンドの項目の中から、重要と思われる事項を選択してください。 |

| 第3ラウンド | 対策樹立 | あなたならどうするか、具体的な対策を肯定的な文で記入してください。 |

例 ○○する。（「○○しないようにする」は×）

| 第4ラウンド | 目標設定 | チームで話し合い、行動目標を設定してください。 |

40 電気的除細動をかけるところです。

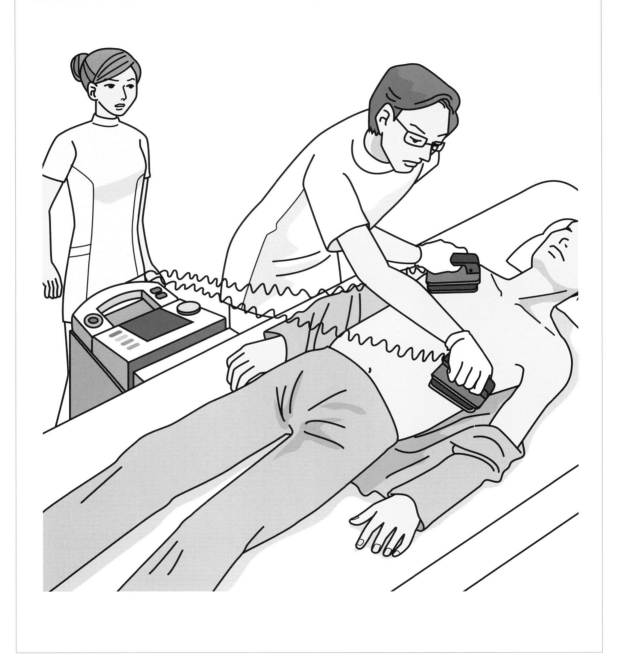

| 第1ラウンド | 現状把握 | イラストを見て、その場面に潜む危険要因を思いつくまま記入しましょう。 |

例 ○○が△△すると、××になる。

| 第2ラウンド | 本質追究 | 第1ラウンドの項目の中から、重要と思われる事項を選択してください。 |

| 第3ラウンド | 対策樹立 | あなたならどうするか、具体的な対策を肯定的な文で記入してください。 |

例 ○○する。(「○○しないようにする」は×)

| 第4ラウンド | 目標設定 | チームで話し合い、行動目標を設定してください。 |

41 弾性ストッキングを履かせています。

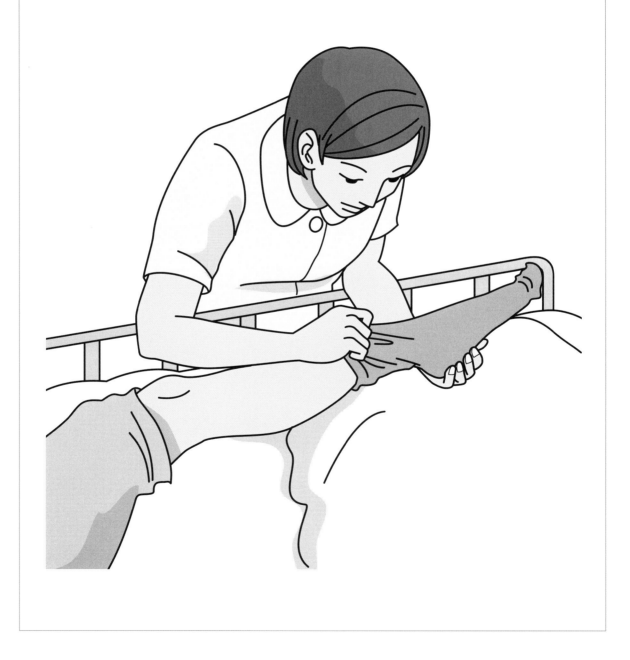

| 第1ラウンド | 現状把握 | イラストを見て、その場面に潜む危険要因を思いつくまま記入しましょう。 |

例 ○○が△△すると、××になる。

| 第2ラウンド | 本質追究 | 第1ラウンドの項目の中から、重要と思われる事項を選択してください。 |

| 第3ラウンド | 対策樹立 | あなたならどうするか、具体的な対策を肯定的な文で記入してください。 |

例 ○○する。(「○○しないようにする」は×)

| 第4ラウンド | 目標設定 | チームで話し合い、行動目標を設定してください。 |

急変に際し気管挿管の介助をしています。

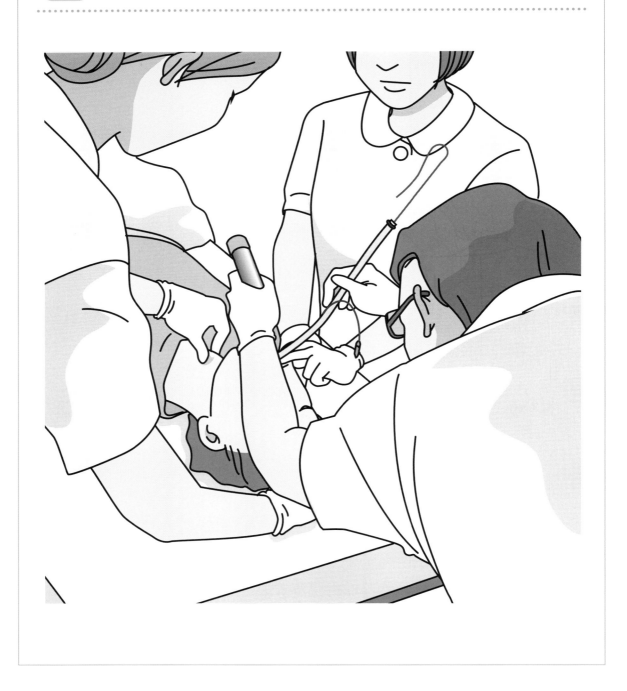

| 第1ラウンド | 現状把握 | イラストを見て、その場面に潜む危険要因を思いつくまま記入しましょう。 |

例 ○○が△△すると、××になる。

| 第2ラウンド | 本質追究 | 第1ラウンドの項目の中から、重要と思われる事項を選択してください。 |

| 第3ラウンド | 対策樹立 | あなたならどうするか、具体的な対策を肯定的な文で記入してください。 |

例 ○○する。(「○○しないようにする」は×)

| 第4ラウンド | 目標設定 | チームで話し合い、行動目標を設定してください。 |

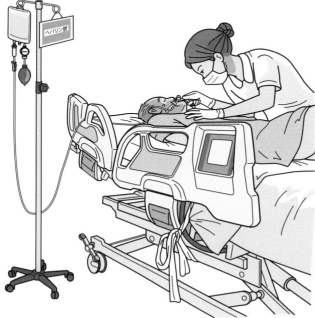

重症患者のケア（　　　　　　　）をしています（カッコの中には自分がよく行うケアを入れてください）。

ケア（　　　　　　　）の最中に他の看護師から呼ばれました。

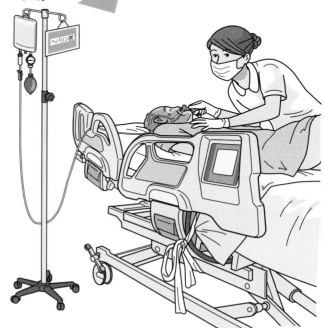

| 第1ラウンド | 現状把握 | イラストを見て、その場面に潜む危険要因を思いつくまま記入しましょう。 |

例 ○○が△△すると、××になる。

| 第2ラウンド | 本質追究 | 第1ラウンドの項目の中から、重要と思われる事項を選択してください。 |

| 第3ラウンド | 対策樹立 | あなたならどうするか、具体的な対策を肯定的な文で記入してください。 |

例 ○○する。(「○○しないようにする」は×)

| 第4ラウンド | 目標設定 | チームで話し合い、行動目標を設定してください。 |

救急患者が搬送されてきました。

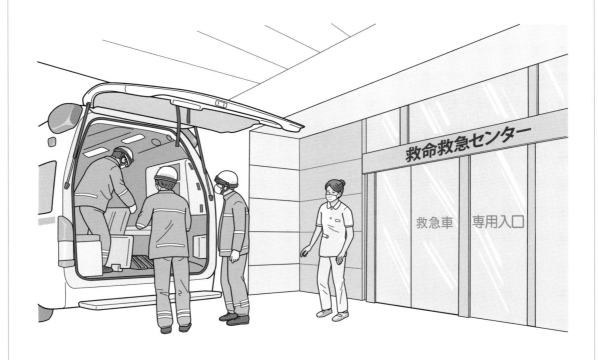

| 第1ラウンド | 現状把握 | イラストを見て、その場面に潜む危険要因を思いつくまま記入しましょう。 |

例 ○○が△△すると、××になる。

| 第2ラウンド | 本質追究 | 第1ラウンドの項目の中から、重要と思われる事項を選択してください。 |

| 第3ラウンド | 対策樹立 | あなたならどうするか、具体的な対策を肯定的な文で記入してください。 |

例 ○○する。（「○○しないようにする」は×）

| 第4ラウンド | 目標設定 | チームで話し合い、行動目標を設定してください。 |

認知症の患者を車いすに移乗させました。となりには看護師がいます。

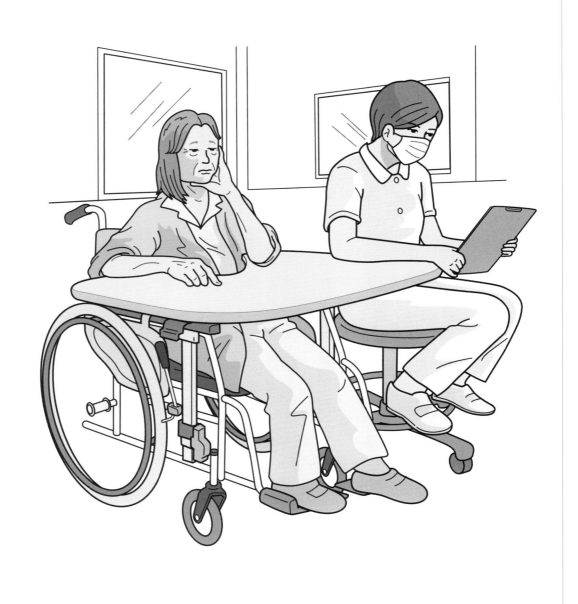

| 第1ラウンド | 現状把握 | イラストを見て、その場面に潜む危険要因を思いつくまま記入しましょう。 |

例 ○○が△△すると、××になる。

| 第2ラウンド | 本質追究 | 第1ラウンドの項目の中から、重要と思われる事項を選択してください。 |

| 第3ラウンド | 対策樹立 | あなたならどうするか、具体的な対策を肯定的な文で記入してください。 |

例 ○○する。(「○○しないようにする」は×)

| 第4ラウンド | 目標設定 | チームで話し合い、行動目標を設定してください。 |

安全を守るために認知症患者にミトンを使用しました。

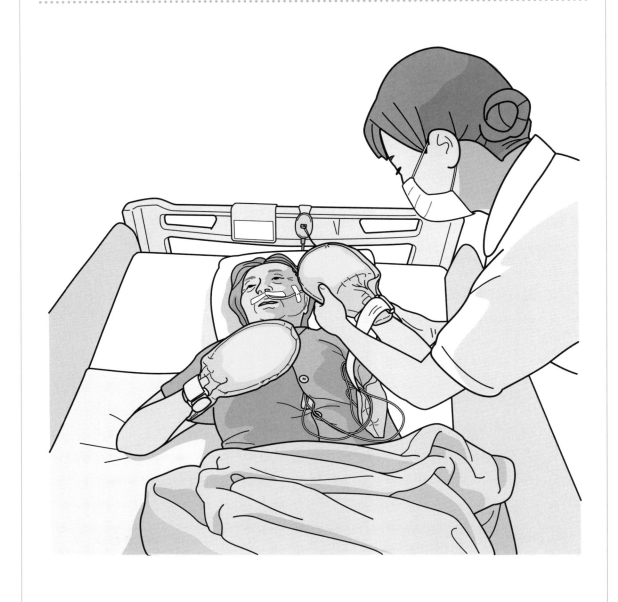

| 第1ラウンド | 現状把握 | イラストを見て、その場面に潜む危険要因を思いつくまま記入しましょう。 |

例 ○○が△△すると、××になる。

| 第2ラウンド | 本質追究 | 第1ラウンドの項目の中から、重要と思われる事項を選択してください。 |

| 第3ラウンド | 対策樹立 | あなたならどうするか、具体的な対策を肯定的な文で記入してください。 |

例 ○○する。(「○○しないようにする」は×)

| 第4ラウンド | 目標設定 | チームで話し合い、行動目標を設定してください。 |

第5章

解説・指導のポイント

　本章では、第4章のKYTシート46場面に対する危険ストーリー例をそれぞれ3つ程度あげていますので参考にしてください。これらの危険ストーリーは、あくまでも参考ストーリーで模範例ではありません。

　危険ストーリー例の次には、これらのイラストから知ってほしいこと、教えたいこととしての留意点を書き出していますので、参考にしてください。

1 2人で人工呼吸器装着中の患者の体位変換をしています。

<table>
<tr>
<td rowspan="3">危険
ストーリー
例</td>
<td>● 気管チューブと人工呼吸回路から目を離していると、体位変換時に人工呼吸器の回路がひっぱられて、気管チューブが抜ける。</td>
</tr>
<tr>
<td>● 回路のYピースと気管チューブとの接続を確実に行わず緩くなっていると、体位変換時やファイティング時でも容易に外れてしまい、換気不良になり、また酸素化ができなくなる。</td>
</tr>
<tr>
<td>● 自発呼吸がなく人工呼吸器を装着している患者の体位変換時に、予期せず気管チューブが抜けたとき、バッグバルブマスクが遠くに置かれていると、すぐに換気ができず生命の危機となる。</td>
</tr>
</table>

人工呼吸器装着患者の体位変換は、原則として最低2人で実施し、気管チューブと人工呼吸回路との接続部を支えながら行うのが原則です。人工呼吸管理をめぐるエラーは、接続部・回路のエラー（不確実な接続、誤接続、回路の破損）、アラームエラー（入れ忘れ、設定ミス）、気管チューブエラー（抜け、閉塞）であり、ケアの場面で発生しているヒューマンエラーです。人工呼吸管理は、患者の病態の変化に合わせて、人工呼吸器で患者の呼吸を代替あるいは補助することであり、ケアの場面でエラーを起こすことは、患者の呼吸を奪うことと認識する必要があります。

2 胸腔ドレーンを入れた患者の体位変換をしています。

<table>
<tr>
<td rowspan="3">危険
ストーリー
例</td>
<td>● 胸腔ドレーンのチューブがベッド柵に挟まっていたり、ひっぱられた状態で体位変換をしてチューブの接続部が抜けると、患者の呼吸状態が悪化する。</td>
</tr>
<tr>
<td>● 体位変換時、胸腔ドレーンバッグを倒してしまい、水封が解除されて気胸が悪化する。</td>
</tr>
<tr>
<td>● 胸腔ドレーンバッグを倒してしまい、フィルターから感染が起きて、呼吸状態が悪化する。</td>
</tr>
</table>

胸腔ドレーンは胸腔内に挿入されており、圧を引くことで胸腔内を陰圧に保つことができます。そのため、ドレーンの抜けや接続外れなどのトラブルが発生して外気と交通した状態になると、胸腔内に空気が引き込まれて肺の虚脱を引き起こし、重篤な状態になることがあります。また、胸腔ドレーンは水封（ウォーターシール）した状態で陰圧が保たれるように管理しています。こうした胸腔ドレーンの取り扱いのポイントを理解したうえで、胸腔ドレーン挿入患者の体位変換は2人で行

い、胸腔ドレーンとバッグの位置関係をつねに確認しながら行う必要があります。ベッド柵の操作時には、ドレーンの状態に注意し、ナースの足元の環境確保（吸引器の電源コードの整理など）も大切です。

3 重症者の移送をしています。

危険ストーリー例

●移動時の廊下に段差があったり、乱暴に移送すると、患者に衝撃を与える。
●生体モニターが移送者の見えないところに置いてあると、患者の変化に気づけない。
●移動時に使用する酸素ボンベの残量が少ないと、途中で酸素がなくなり患者に酸素投与ができなくなる。
●重症患者の移送なので、患者の顔色や呼吸状態、全身状態、ポンプの作動それぞれを自分の目でつねに観察しながら、他のスタッフとコミュニケーションをとって行動するのを怠ると、患者の変化をとらえられず、急変対応が遅れる。

　移送時には、とかく患者の状態悪化をきたしやすいものです。重症者であっても検査室や病棟への移送はあるので、注意して臨むことが大切です。また廊下の段差や傾斜、エレベーターの状況の環境にも目を向けます。

　移送は、患者状態をアセスメントし、移送時の患者状態をモニターする医療機器を準備し、輸液ポンプや酸素ボンベのバッテリーや残量の確認、バッグバルブマスクなどの緊急対応医療具、移送のための医療者の設定などあらゆることに着目して臨む必要があります。また、移送中は、つねに患者の顔色の変化や呼吸・循環のモニターを観察することが必要です。

4 これから歩行練習を開始します。少し歩いたところで、看護師とすれ違いました。

危険ストーリー例

●①初めての歩行練習であり最初は安定して歩いていたが、数歩歩いたところで急に膝折れして転倒しそうになった。
●②患者は脳梗塞による麻痺や空間無視があるとまっすぐに歩けず壁にぶつかりそうになる。
●③すれ違った看護師はうまく歩行練習ができていたと思っていたので、夜間に注意を払わず患者は自力でトイレへ行こうとして転倒し大腿骨頸部骨折を起こした。

　患者の疾患から発する症状や身体能力について、看護師はしっかりと把握しておく必要があります。②は、患者の疾患が脳梗塞であるとしたストーリーです。

　イラストでは、PTが患者の歩行練習をしている横を看護師がすれ違いました。すれ違った看護

師が、この場面を見て、どう受け止めたかというところまでKYTの視点を広げる必要があります。もしかして日中に歩いている様子を見て、この看護師が夜勤に入ったときに、「あの患者さんはもう歩けるから、トイレにつきそわなくても大丈夫」と考えるかもしれません。単に、患者の危険予測だけでなく、すれ違った看護師がどう受け止める

かといったことにも思いを馳せることが大切です。

また、患者自身も「自分は歩けるようになったから、夜、看護師さんの手を煩わせずにトイレに行こう」と考えるかもしれません。日中、練習でできていたことが、夜間、1人でできるとは限りません。患者はこう考えるかもしれない、看護師はそうしたことも感じ取る必要があります。

B 身体の清潔援助の場面に伴うリスク

5 気管チューブ挿入患者の口腔ケアをしています。

危険ストーリー例

- 気管チューブ挿入患者の口腔ケア（オーラルケア）を怠ると、VAPとなり、病状が悪化する。
- 事前にカフ圧のチェックを忘れて口腔内洗浄をすると、汚染した洗浄液が下気道に流れ込んで、肺炎となる。
- 挿管チューブの固定位置に注意せず固定テープを巻くと、気管チューブの位置異常になる。
- 院内で標準化した口腔ケアの手順に従わずナースがバラバラのやり方で行うと、効果が薄くなる。

肺炎はすべての院内感染症の15％程度で、尿路感染に次いで発生率の高い感染症となっています。病院関連細菌性肺炎を引き起こす第一の危険因子は、気管挿管を必要とする機械的人工換気です。VAP（人工呼吸器関連肺炎：ventilator-associated pneumonia）は、挿管後に、下気道に侵入した細菌によって生じた肺炎のことで、人工

呼吸開始後48時間以降に発症する肺炎を指します。挿管チューブのカフと気道壁の隙間から細菌が侵入する不顕性誤嚥がVAPの主因となっています。予防法としては、口腔内や咽頭に細菌叢をつくらないための口腔ケアと、カフ上部の分泌物を下気道に流入させないためのカフ上部の吸引が提唱されています。

6 機械浴の介助をします。

危険ストーリー例

- 患者の安全ベルトが外れていると、患者が機械浴のベッドから転落する。
- 機械浴ベッドの停止時にタイヤのロックを外していると、ベッドが動き患者が転落する危険がある。
- 浴室は床が水で濡れているので、介助者も滑って転倒しやすい。

> ●高温の湯に患者を入浴させると、熱傷を起こす。
> ●機械浴の浴槽に患者を入れたとき、安全ベルトの装着が緩んでいたり、湯の水位が高すぎると、入浴中に患者が溺れることがある。

機械浴（臥位で入浴できるリフトバス）は、意思表示が十分にできない患者に使用するので、浴室の環境温度や浴槽の湯の温度、狭いベッド上での更衣による転落など、ナースが細心の注意をしていく必要があります。入浴時の湯の温度は、温度計がなくてもナースの素手や上腕内側などで入浴直前の確認ができるようにしていきましょう。

7　気管内挿管をしている重症患者の洗髪準備をして、患者のところにやってきました。洗髪を始めようとしています。

危険ストーリー例

> ●①挿管チューブの固定テープが剥がれかけていることに気付かず洗髪のために患者の顔の向きを変えて挿管チューブが抜けかけた。
> ●②挿管している重症患者だからといって何の声掛けもせず急に頭に触れる洗髪ケアをすることで、患者は驚き興奮して挿管チューブが抜けかけた。
> ●③看護師がケア（身体の清潔等）を行う際に優先するべき判断を間違うと不測の事態が起きかねない。

　人手不足で忙しいのが常態化している看護の現場では、決められた時間に決められたケアを機械的に行わざるをえない状況になっているところもあります。しかし、患者の常態は刻々と変化し、重症患者であればなおさらです。状態にあわせて私たち看護師も行動や捉え方を変化させる必要があります。当然、"中止"という選択もありえます。「髪を洗ってさしあげたら気持ちいいだろうな」という気持ちは大切ですが、果たして、洗髪が本当に今、必要なことか考えるようにしなくてはなりません。この行為は、患者の回復と将来に向けて、今、自分のやるべきことなのかが一つの判断基準となります。

決まっているから、上司の指示だからと疑うことなく行うのではなく、「今の状態では止めるべきです」と言えるようにならなくてはいけません。たとえば注射など、医師の指示であれば簡単に止めることはできませんが、清潔は看護師が主体となって判断する場面です。口腔ケアであれば、患者の状態が悪くても最大限の注意を払いながら実施しなくてはならないでしょうが、洗髪はそうではありません。どのように判断するかは、看護観にも関わってくる問題とも言えます。特に急性期であれば、今後はより重症度の高い患者をみることが増えてきます。患者の状態とケアの必要性を天秤にかけて判断できる力が必要になります。

8 食事介助をしています。

●患者の嚥下状態を把握せずに食事介助を行うと、窒息を起こす危険がある。
●患者の嚥下機能に合わない献立を選択すると、食べられなかったり誤嚥する。

　食事介助においては、全面介助でも部分介助でも、食事のセッティングのみの場合でも、患者の疾患や嚥下機能をアセスメントしてから行うことが重要です。患者の食べ方についてもよく観察し、誤嚥や窒息のリスクの予兆に気をつけます。また、入れ歯の装具の具合についても見ておきます。

　食事は楽しくなくてはなりません。患者の嗜好や患者自身の心理状態、周囲の環境の変化に配慮します。とくに、認知症がある場合は、自分で食事ができる場合でも、患者が1人で食事を摂ることは絶対に避け、必ず見守りをしましょう。口の中にいっぱいほおばって、飲み込まず詰め込む食べ方をするため、窒息のリスクが高くなります。

9 経鼻経管栄養チューブを接続して経管栄養を開始するところです。

●経鼻経管栄養チューブ挿入の先端位置確認を怠って栄養剤を注入すると、チューブが胃より浅いところに入っていた場合には栄養剤が逆流して誤嚥する。
●意識障害の患者では、不用意にチューブを引き抜いて、誤嚥する。
●経管栄養の滴下速度が速すぎると、胃が膨満して嘔吐を引き起こし誤嚥する。
●チューブに折れ曲がりや詰まりがあると、チューブにストレスが加わってチューブ破断の原因になる。

　誤嚥を引き起こす要因はさまざまありますが、経鼻経管栄養チューブの管理におけるリスク対策の第一は、チューブの先端の位置確認です。気泡音のみの確認では不確実とされています。気道に入っていても気泡音が聞かれるため誤認が多いのです。気泡音の聴取ではなく、胃内容物（胃液）の確認をpH値で行うのが確実ともいわれていますが、いつでも胃液が吸引されるわけでもなく、制吐剤服用中はpH値では無理ということもあって、これのみでOKとはなっていません。そこで、胃内容物の吸引、口腔内にチューブのたるみがないこと（挿入時のチューブの長さから見て抜けていないこと）、気泡音の聴取といった複数の方法による位置確認が必要とされています。

　経鼻経管栄養チューブと血管内留置チューブを間違えた誤接続による事故が発生したことから、経管栄養チューブにのみ接続できるシリンジ口の形状をもつシリンジ（カテーテルチップ）が製造

され使用されています。

　他に、在宅で、家族が経管栄養を実施する場合

の危険についても考えてみましょう。

10 胃瘻（PEG）へ栄養剤を注入します。

危険 ストーリー 例	●胃瘻造設患者に、胃－食道逆流による嘔吐があると、誤嚥性肺炎になる。 ●胃瘻の瘻孔から胃液が漏れると、瘻孔周囲の皮膚障害が起こる。 ●栄養剤の投与速度が遅く長時間の投与になると、臥床時間が長くなって患者のQOLが低下する。

　胃瘻造設患者は増加傾向にあり、栄養剤も多種つくられています。しかし、栄養剤が液体であることによる深刻な合併症の問題があるため、近年では粘度を増した半固形化栄養法が注目されています。胃瘻チューブの管理としては、チューブの抜けや閉塞、材質劣化および内腔の汚れに注意し

ていく必要があります。

　胃瘻栄養の導入にあたっては、家族参加型で、栄養サポートチーム（NST）の支援のもと、退院後の療養生活上の患者のQOLを総合的に判断していくことが重要となります。

D 排泄援助の場面に伴うリスク

11 結腸ストーマの装具交換中です。

危険 ストーリー 例	●ストーマからの排泄物が周囲の皮膚に残っていると、正中創が汚染される。 ●プライバシーの保持ができない環境で行うと、患者の自尊心の低下につながる。 ●ストーマ装具交換の際、不足の物品があると装具交換が円滑に行えない。 ●ナースがストーマの装具交換を手際よく行わないことにより、患者はセルフケアが難しいものと認識して、気持ちが落胆する。 ●室温が寒く感じられる環境だと、患者がストーマ装具交換時にストレスを感じる。

　ストーマには大きく分けて便を排泄するストーマと、尿を排泄するストーマがあります。排泄物によっても皮膚への影響、精神的な影響は違います。ストーマ装具交換という場面は、ただ装具を交換するという手技的なものだけではありません。この場面で、患者は自分自身の体の変化（排泄経路の変化）を突き付けられることになります。ま

た、ボディイメージの変化によって自分が変わってしまったと思うこともあります。このような場面では、患者の心の変化をしっかりととらえながら装具交換を行っていくことが大切です。工業界で用いるイラストと医療との大きな違いが感じられる場面です。

　ストーマ造設という手術により患者が自尊心を

低下させたりしないように、患者のセルフケアの確立に向け、受容過程に合わせた慎重な声かけと適切な手技が必要になります。新人ナースに気づいてほしいことです。

---

12 膀胱留置カテーテルを挿入するところです。

危険
ストーリー
例

●カテーテル挿入物品が患者の足元にあると、患者が足を動かしたときに、不潔となる。

●介助者の手がカテーテルの体内へ挿入する部位に触れると、不潔操作となる。

●カテーテル挿入後、尿の流出を確認せずにバルーンの固定液を入れると、粘膜損傷を起こしたり、バルーンが抜けてしまう。

●男性・女性それぞれの泌尿器の解剖を理解せずに実施すると、カテーテル挿入口の間違いやカテーテル挿入時の誤操作で、患者に大変な苦痛を与える。

チューブ類を体内に挿入し留置する場合、挿入目的のいかんにかかわらず、患者は苦痛や違和感、行動制限を受けることになります。膀胱留置カテーテルは、排泄障害時、手術後などに一時的または長期的に留置します。膀胱留置カテーテルの操作に関する尿路感染があり、この尿路感染は院内感染の約40％を占めるともいわれます。カテーテル挿入、抜去、管理での無菌操作のチェック、手洗い、手袋の使用、外陰部の清拭・清潔などの基本手技を確実に行います。膀胱留置カテーテル挿入は環境汚染、交差感染を防ぐため、閉鎖式持続導尿システムを使用しますが、このシステムの細菌侵入部位は、挿入部の周囲、カテーテルとチューブの連結部、チューブから膀胱への尿の逆流、蓄尿バッグの排出口です。

E 呼吸管理の場面に伴うリスク

---

13 気管内吸引をしています。

危険
ストーリー
例

●気管の吸引時間が長すぎると、酸素も吸引してしまうため、低酸素血症に陥る。

●気管チューブを深く挿入しすぎてしまうと、分岐部を閉塞させてしまい、無気肺や気道粘膜の損傷を起こす。

●吸引中にチューブを必要以上に動かしすぎると、チューブ内の痰を逆に気管内に落としてしまうことになり気道閉塞となる。

●吸引チューブの清潔操作を怠ると、肺炎の原因になる。

気管内吸引の目的は、気道の開放性の維持・改善をすることにより、呼吸仕事量や呼吸困難感を軽減したり、肺胞でのガス交換能を維持・改善することです。吸引前後のアセスメントや吸引テクニックが必要です。また、清潔な吸引操作を身につけることがまず重要です。ナースの確実で安全な吸引操作が行われないと、患者によりいっそうの苦痛を与えてしまうのが気管内吸引です。吸引中は痰の性状や患者の顔色に注意します。血性痰が引けたなら要注意です。気管内吸引は、できるだけナース2人で実施したいものです。1人は吸引を、もう1人は徒手加圧換気を行います。日本呼吸療法医学会の「気管吸引のガイドライン」に従って、適切に気管内吸引を行いましょう。

---

14 口腔内吸引をしています。

危険ストーリー例

- ●長時間吸引すると、低酸素状態となる。
- ●吸引圧が高い過度な吸引をすると、口腔粘膜を傷つける。
- ●吸引の刺激で患者が嘔吐し誤嚥になる。
- ●痰の飛沫がナースの手指や着衣に付着すると、他患者への感染媒体となる。
- ●患者が、吸引の必要性をわからなかったり、吸引の苦痛で不穏になると、あばれてナースや器物へ危害を及ぼす行動をとる。

口腔内吸引は、痰や唾液による誤嚥を防ぐ、嚥下性肺炎を予防する目的があります。ナースはていねいなテクニックで行いますが、痰が硬かったり、深いところに貯留したりしている場合には、吸入を施行して痰を軟らかくしたり、痰を排出しやすい体位にしたりと、呼吸器ケアの実際を学習しましょう。痰からMRSAを検出している患者の吸引時は、感染のリスクを拡大しないように対処します。

---

15 気管チューブを固定したところです。

危険ストーリー例

- ●気管チューブの挿入の長さを確認して口角部位に印をつけ忘れると、抜けや深く入ったりしていることがわからず、適切な換気が維持されない。
- ●テープをきつく巻きすぎると、舌や顔面の皮膚を圧迫し損傷を起こす。
- ●患者に歯がある場合には、バイトブロックを使用しないとチューブを噛んでしまい、チューブが閉塞して換気不良となる。
- ●チューブのカフ圧が未調節のままになっていると、気道粘膜の損傷やチューブの位置ずれを起こす。

気管チューブが挿入されると、聴診による呼吸音の確認、胸部X線撮影によるチューブの位置確認が医師によって行われ、その後にチューブの固定が行われます。固定はナースが行うことが多いでしょう。ナースは一連の気管挿管に伴う介助者となります。チューブの固定が緩んだときには、ナースはその時点でカフ圧、チューブ位置、呼吸音の確認を行い、直ちに固定を直して目前のトラブル回避をしますが、医師へ報告します。ナースは気管チューブの挿入、再挿入を行いません。このイラストは「固定をしたところ」となっていて、固定が緩んでいるとはなっていませんが、このイラストから予測される危険要因については、大いに考えて危険ストーリーを出して構いません。

別途、気管チューブの構造や管理について、また抜けかけたときの対応などの教育をしていきます。

16 人工呼吸器の設定をしています。

<table>
<tr><td rowspan="4">危険
ストーリー
例</td><td>●設定前に、人工呼吸器の正しい作動確認を怠ると、誤作動を起こした場合に、あわててしまい対処できない。</td></tr>
<tr><td>●患者に人工呼吸器を装着した状態で、呼吸器の設定またはモード変更を行うと、患者の呼吸状態が悪化する危険がある。</td></tr>
<tr><td>●人工呼吸器の指示内容を確認しながら設定し、ダブルチェックを行わないと、設定間違いを起こす。</td></tr>
<tr><td>●患者がCT検査に出棟するため、人工呼吸器を一時的に外して「スタンバイ」モードにし、帰室時「スタンバイ」モードにしたことを忘れてそのまま人工呼吸器を装着すると換気されずに呼吸が悪化する。</td></tr>
</table>

人工呼吸器は生命維持装置の精密医療機器です。人工呼吸器本体に関しての危険ストーリーをこのイラストから考えてほしいと思います。呼吸器装着前と装着中の2つの場面での呼吸器本体の設定操作からみていくのもよいでしょう。人工呼吸器の「モノ」としてのハード面からでもよいのですが、できるだけこのような精密機器を扱う医療者のヒューマンエラーという視点にも着目してほしいと思います。人工呼吸で最も問題なのは、人工呼吸器を使用しているにもかかわらず、換気不良となることであり、その要因に気づくことが大切です。

17 人工呼吸器の回路を点検しています。

危険ストーリー例

● 人工呼吸器の回路が間違っている（呼気側と吸気側を反対に組む）と、換気ができなくなる。
● 加湿器に蒸留水を入れるのを忘れると、チューブ内や気管が乾燥し、痰が硬くなって、チューブ内が閉塞し換気できなくなる。
● 加湿の温度が高すぎると、気道熱傷を起こす。
● ウォータートラップを使用している場合、ウォータートラップの設置がいいかげんになっていると、回路内の残留水が患者側へ流れて呼吸状態を悪化させる。

　回路を点検するポイントを知っていれば、より早く危険に気づくことができます。医療機器としての回路の取り扱いに習熟しておきます。呼吸には呼気と吸気があり、それを人工呼吸器とつなぐのに回路を用いているわけで、回路の組み立て方を間違えると、適切な換気が行われなくなってしまいます。また、回路を呼気口や、加温加湿器などに接続する際、回路の口径が同じであるために、間違った接続ができてしまうことに注意すること

が大切です。

　回路の管理としては、回路に小さな穴が開いた損傷があったり、回路の蛇管に水が貯留していると換気不良となってしまうので、患者状態や人工呼吸器の設定とともに回路の点検は重要です。

　回路交換後は、必ず回路のリークテストを行います。ウォータートラップの水を捨てた後の、蓋の閉め忘れや不完全な閉め方も換気不良の原因となり危険です。

18 酸素吸入を始めます。

危険ストーリー例

● 酸素チューブが患者の身体に巻きついて絡まりチューブの接続が外れて、酸素投与ができなくなる。
● 投与する酸素指示量に合わせたカニューラやマスクの器具を誤選定すると、指示量の酸素投与ができず、呼吸状態が悪化する。
● 加湿がされないと、酸素流量（3L程度以上）によっては気道の乾燥が生じ気道感染が発生しやすくなる。
● 患者の背もたれがなく、座位保持の体位が困難になると、患者はなお呼吸が苦しくなる。
● マスクの大きさが患者に合わないと、酸素が漏れて有効な酸素量の吸入ができない。

　酸素吸入の実施で大切なのは、酸素チューブの長さです。患者がベッド上で動くことを前提にしてチューブの長さを決めます。長すぎても、短すぎてもよくありません。

　酸素に加湿がされていないと乾燥した酸素を吸入することになり、気道粘膜に障害を与えます。鼻口用カニューラの使用では加湿は不要ですが、マスクではそれ以上の流量の酸素吸入の目的があ

るので加湿が必要です。最近ではディスポーザブルの製品が使用されています。

　呼吸困難時は横隔膜を下げて胸郭を大きくする起座呼吸となるので、安楽な体位にします。

　呼吸は吸気と呼気で成り立ちますが、吸気にばかり目がいき呼気のルートを確認しないで酸素吸入を行い、呼気ルートがふさがれていたために患者が窒息したということもあります。この場合は、マスクの両側にある穴の確認が大切です。酸素が漏れないようにと、マスクの穴をふさいでしまわないようにしましょう。マスクは顔につけなければならず、そのことによる不快感があり、患者自ら外してしまうことも多いので、患者の心身状態をよく観察します。

F　検査、検査介助の場面に伴うリスク

19　採血をしようとしています。

危険ストーリー例

- 採血のための駆血時間が長くなると、患者の腕にしびれ（循環障害）が起こる。
- 患者がいすに座って採血を受けた際、血管迷走神経反射（VVR）が起こって意識消失し後ろに倒れると、頭を強打する。
- 採血部位の選択を間違って神経に触れ神経障害（RSD）が発生すると、患者の日常生活に支障をきたす。
- 血管が見えづらく穿刺困難な事例では、何度も刺すことで患者への負担が増加する。

　採血後に反射性交感神経性萎縮症（reflex sympathetic dystrophy：RSD）を起こすことがあります。これは交感神経の損傷で筋肉の萎縮が起こり、ひいては慢性的な痛みが続く症候群です。神経・血管の走行を解剖学的に知っているか否かで発生率を減少させることができます。

　また、発生後の対応も重要で、手順化しておくことが必要です。不潔操作や針刺しの防止は血液に触れる作業であるだけに重要です。また、患者に痛みのストレスをもたらさないように、採血できにくいのに1人で頑張りすぎて、何度も針を刺さないようにしたいものです。それも、太っているからとか、血管が脆いからとか、採血できにくいことを患者のせいにするようなことはやめ、倫理的な配慮をしましょう。

20 採血のため翼状針を刺入したところです。

危険ストーリー例

- 採血管を取り間違えて、別患者名の採血管に採血すると、データ間違いとなる。
- 細い針で時間をかけて採血すると、溶血が起きて、検査値が実際値と異なる。
- 必要採血量を採り、翼状針を抜くとき、誤って医療者の手に針刺しをしてしまう。
- 採血管を差し込むときにゆがむと、採血管穿刺針がゴムスリーブの側面を刺して、採血管を抜去したときに、血液が漏れる。

　採血をするために使用する針の太さや長さ、形状などに注意します。翼状針は使いやすいこともあって、多く使用されています。医療者への針刺し防止として、針の使用後には針にカバーができるものなどがあります。採血時には、針の廃棄ボックスを必ず手近に置いておきます。リキャップは禁止です。

　このイラストは針を刺入した場面ですが、このプロセスの後には、針を抜くプロセスや採血管に血液を採るプロセスが当然あるわけで、その際の危険についてもこのイラストからの事前予測として考えてほしいと思います。

21 MRI検査を始めるところに付き添ってきました。

危険ストーリー例

- ペースメーカーを植え込んだ患者がMRIの検査を行うと、ペースメーカーが故障して（設定が変更され）機能が失われる。
- MRI検査室にストレッチャーのまま入室すると、点滴スタンドや酸素ボンベがMRIに飛んでいき、患者にぶつかりけがをしたり、MRIの機械が故障する。
- 金属のついた下着や入れ歯、エレキバン®などをしたままMRIの検査を行うと、金属部分が発熱し、患者が熱傷をすることがある。

　MRIは磁気を利用して検査を行います。このため、磁性体金属（磁気を帯びた金属）が患者についたままでは検査を行うことはできません。また、ナースのポケットなどに金属製の医療器（コッヘルなど）が入っていても検査はできません。具体的には、体内に植え込んであるペースメーカーや、磁石を使用している特殊な装具、スパイラルの気管チューブ、先端に金属のあるフィーディングチューブ、金属の含まれた化粧品、入れ墨、さらにニトロダーム®TTS、ニコチネル®TTSなども金属成分が含まれるので持ち込んではいけません。また、素材のわからないものは持って入らないようにします。

　なお、点滴スタンドやジャクソンリースなどは、金属を使用していないMRI専用の物品があります。

22 ## 血糖値測定のための穿刺をしています。

<table>
<tr><td rowspan="1">危険
ストーリー
例</td><td>●穿刺の深さのダイヤルを間違えると、深く刺さりすぎてしまい、患者の苦痛となる。
●穿刺器具の針が再度セッティング可能な機種では、針を捨て忘れると、その針で別の患者を
　穿刺してしまうことがあり、血液感染を起こす。
●穿刺器具の針を捨てる際に、手で外そうとして誤って針刺し事故を起こす。
●測定する指の消毒のアルコールが乾いていない状態で穿刺し測定すると、血糖値が高く測定
　される。</td></tr>
</table>

　あるクリニックで、糖尿病患者が自己血糖測定に用いる個人使用専用の穿刺器具を、複数の患者への使用が禁止されているにもかかわらず、多くの患者に使用していたという事実の発覚から、血糖測定用穿刺器具が問題となりました。微量採血用穿刺器具は、針は交換したとしても針の周辺部分が血液に汚染された状態で他の患者の穿刺をしたのでは、この血液からの感染が危惧されるわけです。そこで針の周辺部分がディスポーザブルタイプのものが推奨されています。医療機器の適正使用のための「添付文書」を医療者はよく読んでおく必要があります。

　指先や耳朶からの穿刺のみでなく、静脈から採血する場合もありますが、点滴をしている同側の腕から採血すると、高血糖値になることがあるので要注意です。

23 ## 血糖値を測定しています。

<table>
<tr><td rowspan="1">危険
ストーリー
例</td><td>●測定用チップの測定器へのはまりが悪いと、測定できない。
●穿刺が不十分で血液量が少ないと、測定できない。
●患者の訴えや症状および治療内容や食事との関連を考えあわせた血糖測定値の判断をせず、
　測定値だけで判断すると、治療を間違える。</td></tr>
</table>

　簡易式血糖測定器はさまざまな種類が販売されています。そうした医療器具に添付されている「取り扱い説明書」をよく読んで使用することが重要です。また、測定した血糖値の評価も重要です。例えば、急に血糖が高値になってしまい、おかしいと思って確認したら、補液をしていた腕と同じ腕の血液で測定していたということはよくあります。スポットとしての値をそのまま評価せず、その値が適正であるか患者状態とあわせて考えてみることも大切です。

24 **中心静脈カテーテル挿入の介助をしています。**

● CVカテーテル刺入部が汚染されると、血流感染を発症して敗血症となり生命が危険になる。
● CVカテーテル挿入部位に合わない患者体位になっていると、挿入に手間取るだけでなく、患者にとってもストレスになる。
● 処置の必要物品の準備が不足していると、処置がスムースに進まない。

中心静脈（CV）カテーテルの挿入処置における感染対策は、マキシマルバリアプリコーションで行います。

CVカテーテルの挿入は医師が行いますが、挿入時のカテーテルの迷入によって、気胸などの合併症を引き起こす危険手技でもあります。医師は患者に処置の説明をして同意を得てから実施します（説明同意書）。介助するナースも、どんな合併症が起こるのかの知識を持って、患者状態を観察していくことが大切です。使用物品も多いので、不足なく準備をします。CVカテーテルの挿入後は、X線でカテーテル先端の位置確認を行ってからカテーテル固定を行います。

CVカテーテルと点滴セットの連結部が緩んでいて、そこから空気が体内に入ってしまったという事故もあります。連結部にはロック式の使用を推奨します。

G 与薬の場面に伴うリスク

25 **ボトルに薬剤を混注しています。**

● 薬の混注作業時、よそ見をすると、自分の手に針刺しをする。
● 注射箋を未確認のまま作業をすると、注入量を間違える。
● 混注時、ゴム栓に注入針を斜めに刺すと、コアリングが起こる。

このイラストでは、混注という作業手技に関する危険をあげていくことになります。しかし、薬剤によって、いろいろな注意点があることにも気づきましょう。リーダーは「どんな薬剤ではどうなるのか？」と問いかけてみましょう。例えば、インスリンやヘパリンの単位で指示が出る薬では、単位数と用量（mL）の関係に注意が必要です。また、粉末の薬を溶解して希釈する際の換算に関する危険もあります。

とくに薬剤に関していえば、ジアゼパム（ホリゾン®）やミダゾラム（ドルミカム®）など水に溶けにくい薬剤を輸液に混注すると、析出などの配合変化を起こします。セフトリアキソン（ロセフィン®）をカルシウム含有の輸液に混注すると、混濁が起こります。さらに、総合ビタミン剤には脂溶性成分が含まれるので、急速に混注すると界面活性剤の作用で泡が立ち、ルートを接続する際ルート内に空気が混入することがあります。

静脈注射をするためベッドサイドへやってきました。

● ナースから患者に「○○さんですね？」と名前をいって確認すると、患者は名前が違っていても問いかけにうなずくことが多いので、ナースは確認したと早合点をして投与患者を間違える。
● 注射箋を持たずにベッドサイドへ行き薬剤を投与すると、確認できるものがないので、間違った薬剤の投与や患者間違いをする。
● 患者への声かけや注射の説明をせず、いきなり実施すると、患者に不安や不信を招く。

　ベッドサイドでの注射の実施時には、注射指示箋、薬剤、患者照合のできるネームバンドの３点が必要です。これら３点を声出し、指さしで確認照合して、「ヨシ！」と自分に念じてから実施するように心がけましょう。注射行為を行うときは、事前に患者への声かけをして身体状況を尋ねてから行います。そして、注射後部屋を出るときはナースコールを患者の手元に置いて、ナースをいつでも呼べる状態にして、環境を整えることが大切です。

側管注をしています。

● 側管注をするときは、ラインをたどって挿入部を確認しないと、動脈ラインなど間違ったラインを選択して注入してしまう。
● 清潔操作を怠って注射を実施すると、感染を起こす。
● 針刺入部の観察をせず急速に側管注をすると、薬液が漏れ出し皮膚炎を起こす。
● 側管注する部位が刺入部から遠いと、薬液が体内に入るのが遅くなり、薬効がすぐに現れない。

　静脈注射の側管注は、手技そのものの習熟に加えて、使用する薬剤の知識も持たねばなりません。すなわち、ワンショットすると危険である薬（例：高濃度カリウム剤など）や配合変化を起こす薬の知識を持つことです。イラストは、「側管注をしています」と状況設定をしているだけですが、「○○の薬を側管注するときには、△△なので、××になる」というように薬を設定して考えてみるのもよいでしょう。例えば、「油性の濃い造影剤を側管注するとき、血管内チューブが細いと圧がかかって血管外漏出を起こす」というような具合です。１つのイラストから多様な薬剤設定で考えられるように、リーダーは問いかけて誘導していくことも必要になります。

28 注射のダブルチェックをしています。

危険ストーリー例

- ●ダブルチェックの2人がそれぞれ違うところを見ていては、ダブルチェックにはならず、誤薬になる。
- ●ダブルチェック中にPHSやナースコールが鳴ってそれをとると、ダブルチェックが中断されてしまい、2人の業務行為に気の緩みが生じて間違える。
- ●2人でダブルチェックをしていても、指さし、声出しで確認をしないと、間違える。

　ダブルチェックの正しいやり方に慣れることが重要です。原則として、同時に同一のものをA、Bの2人が見える場所に置き、Aが指さしでその内容を読み上げ、Bがそれを目視する。次に、その同じものをBが指さしで内容を読み上げ、Aがそれを目視するといった具合です。与薬の場合には、患者名、薬剤名、薬剤の量、時間、方法を繰り返します。照合確認をするうえでのスタートとなるのは、医師が注射指示として出した注射箋からです。薬剤を見て薬剤から照合確認をしていくことではありません。ダブルチェックが形骸化してしまわないように、どの場面で行うか、どんな薬剤の実施時に行うかなど、院内での標準化を図って定着させましょう。

29 1台の輸液ポンプで点滴を開始しようとしています。

危険ストーリー例

- ●輸液ポンプのチェックリストなしでポンプを扱うと、設定を間違える。
- ●輸液セットの滴数の選択（20滴と60滴用あるいは専用セット）がポンプの設定値と異なると、流量ミスとなる。
- ●点滴プローブ（滴落検知器）の設置を間違うと、滴下状態が確認できず、流量異常が起きる。また、点滴プローブのセンサーに直射日光が当たるとセンサーが感知できなくなって、流量異常となる。
- ●点滴ルートのクレンメを開放せずにポンプをONにすると、閉塞アラームが鳴って、薬液が注入されない。逆に、クレンメを閉め忘れて点滴ルートをポンプ本体から外すとフリーフロー（過剰注入）となり、薬剤によっては生命の危険を招く。

　医療機器を使用するためには、器械の取り扱い説明書の内容を理解しておく必要があります。輸液ポンプはナースが現場で最も日常的に使用する精密器械です。また、医療機器の使用前の作動確認（バッテリー残量も）は基本です。輸液ポンプと薬剤、周辺医療器材（輸液セットなど）を一連のものとして、適正に組み合わせて使用していく必要があります。輸液ポンプは、流量制御方式と滴数制御方式に2大区分されており、それぞれ特徴があるので、その構造原理を理解しておくことが危険を回避することにもなります。操作方法やアラーム対応についての知識を持ち、正しい使用

ができるように操作手順書やチェックリストを作成してトレーニングをしていくことが必要です。輸液ポンプは精密医療機器であり、安全使用のための保守点検を臨床工学技士と連携していくことが重要です。

- 注入開始前には必ず、刺入部の確認をする
- チューブを装着する前に、セルフチェック機能を確認する
- ➡輸液セットのチューブは装着せずに、ドアを開けた状態で電源を入れると、自動的にチェック機能が作動する仕組みになっている
- ポンプへのチューブ装着は確実に行う

- ➡流量誤差、ノンフロー（流れない）が生じる危険を防ぐため
- ポンプを2台使用するときは、縦列ではなく並列にスタンドに設置する
- ➡ルートが交差して装着間違いになることを防ぐためと、スタンドの安定を図るため
- クレンメは必ずポンプの下側にあるようにする
- ➡ポンプ上側にクレンメをつけると、気泡対処時や閉塞時の内圧解除の際、フリーフロー（過剰注入）が生じる危険性があるため
- チューブをポンプから外すときは必ずクレンメを閉じ、フリーフローを防止する
- ➡クレンメを閉じないまま、ポンプドアを開けると一気に注入されてしまい、危険である

---

30 複数台の輸液ポンプを使用しています。

危険ストーリー例

- ●輸液ポンプを複数台使用していて、ルートが交差してしまうと、間違った薬液を間違った流量で注入してしまう。
- ●1本の点滴スタンドに複数台の輸液ポンプを取り付けると、スタンドの上部が重くなってスタンドが倒れ、ポンプが破損する。
- ●複数台のポンプから複数の電源コードが出ているので、コードが床で絡み合ってナースが足をひっかける。
- ●メインの輸液にポンプを使用していて側管からも点滴をする場合、側管にポンプを使用しないで点滴開始をすると、薬液が逆流してきてしまう。

　集中治療室をはじめとして、ポンプの複数台使用は日常的になってきています。複数台使用することでの注意事項を理解して使用することが必要です。トラブルがあると、器械本体を問題にしやすいのですが、器械本体ではなく、扱い方に問題があることが多々あります。看護師の扱う医療機器はさらに種類が増え、複雑になることが予測されます。器械の先には患者さんが存在していることを念頭において、考えながら業務を行う習慣を身につけたいものです。器械のチェックポイントをつねに確認し共有し合える環境を整えておきましょう。リーダーは、「このアラームにはどんな危険があるの？」というような問いかけで展開してみるのもよいでしょう。

③ 静脈留置針を刺入して固定をしようとしています。

危険ストーリー例

● 静脈留置針の逆血を確認しないままで点滴を開始すると、留置針が血管外にあるので、点滴液が皮下に溜まって腫れ皮膚炎を起こす。

● 静脈留置針と点滴セットの接続部の確認を怠り緩んでいると、点滴液が外へ漏れてしまう。

● 点滴刺入部が肘近くの前腕に挿入されていると、肘を曲げると点滴の速度が遅くなって薬液注入の時間指示が守れない。

末梢静脈からの持続点滴の場合には、血管内に確実に留置針が挿入されているかの確認が第一です。そして、その後の刺入部の状態確認のため、透明ドレッシング材が使用されています。また、末梢点滴の場合は、患者の体位で投与速度が大きく変化しないか確認する必要があります。時間を

かけて投与すべき薬剤が体位により急速静注にならないように、速度調節が難しい場合は、輸液ポンプの使用も考慮します。点滴においては、点滴の周辺医療器具としての点滴セットの種類や連結器具の選択、点滴の固定法について院内で標準化しておくことも必要です。

③② ベッドサイドに点滴施行中の観察にきました。

危険ストーリー例

● 夜間の点滴チェックに回った際、点滴の滴下チェックだけを見ていると、患者の変化を見落としたり点滴ルートトラブルに気づけない。

● 使用している点滴セットの規格（１mL/分が20滴か60滴か）を間違えて、滴下計算して合わせると、薬液の投与量ミスとなる。

● 点滴の残量を正しく把握せず、滴下合わせをしても、薬液の投与ミスとなる。

点滴薬剤の容器が、近年はソフトバッグに変わってきていますが、ソフトバッグの残量は把握しづらく、バッグに印刷されている目盛を読んでも実際と異なることがあります。

点滴速度に変化を及ぼす要因を予測し、薬液の指示速度を守ることが必要です。また、患者状態や薬物治療の状況（副作用の出現）とともに患者周囲の環境全体を観察しましょう。

33　皮下注射をしようとしています。

● 注射箋に基づいて、患者名、薬液、量、注射方法、時間（5R）を確認せず実施すると誤薬になる。
● 針の刺入角度が深いと皮下注射にならず、皮下に薬液を注入できない。
● 皮下注射を行うインスリンの場合は、使用するインスリンの種類や単位の最終確認を怠って実施すると、低血糖を起こして患者が重篤になる。

　注射施行時の基本に、3度の確認があります。薬を取り出すとき、注射器に吸うとき、患者に施行するときです。鋭利な針の使用時には針刺し事故に注意します。使用後は、リキャップをせず廃棄ボックスに捨てます。注射部位はアルコール綿で皮膚消毒をして実施します。皮下注射の目的、注射部について再確認しておきましょう。インスリン注射は、専用のインスリン用注射器で行います。注射の角度は30°です。

34　筋肉注射をしようとしています。

● 筋肉注射では、注射部位を間違うと、神経を刺して、神経障害となる危険がある。
● 注射針の刺入角度が浅く刺してしまうと、薬液が筋肉内に届かなくなる。
● 注射針の刺入長さは、受ける人の体型で考えないと、薬液が筋肉内に届かないことがある。
● 筋肉注射により筋肉組織に損傷を起こすと、注射部位が腫れ、痛みが起こる。

　皮下注射と静脈注射の中間の効果発現と持続時間を期待する場合に、筋肉注射が用いられます。近年実施されることは少なくなっていますが、新型コロナウイルスワクチンの接種は、筋肉注射です。筋肉内に薬液を注入するには、針の角度を90度にして刺します。筋肉に薬液を確実に到達させるためで、体型によっては注射針の刺入の長さも考慮します。新型コロナワクチンの接種では、上腕三角筋を用います。皮膚をつまむことはしません。つまむと皮下組織が持ち上げられて厚くなり、針先が三角筋に届かなくなるからです。三角筋をつままず、広げて圧迫固定して注射します。また、針を刺してからシリンジでの陰圧確認（シリンジの内筒を引き逆流をみること）はしません。筋肉の組織損傷を防ぐためです。何よりも神経障害を引き起こさないことが重要であり、穿刺したら末梢のしびれの有無を必ず確認し、しびれがあったらすぐに針を抜きます。これまで実施後には筋肉の硬結を防ぐためにマッサージをするとされていましたが、マッサージをすることで筋肉組織を壊して潰瘍となるためしてはいけない薬液もあります。新型コロナワクチンではマッサージは禁です。

35 小児への与薬の準備をしています。

危険ストーリー例

- 処方箋と内服薬を照らし合わせずに配薬準備をすると、配薬間違いを起こす。
- 液体の経口薬を計量し投与する場合に、注射用シリンジを使うと、静脈用ルートに接続できるので、内服薬注入ルートを間違う危険がある。
- 小児の散薬の場合、力価量と調剤量（倍散）があるので、量の勘違いが起こりやすい。

　乳児や小児においては、与薬器具として、スポイトやカテーテルチップシリンジ、スプーン、薬杯（コップ）を使用し、薬を溶かすものとして、水、白湯、単シロップ、ジュース、アイスクリームなどがあります。また、付添者（両親）へ内服の内容、必要性、時間、量について十分に説明する必要があります。そして、児に適した内服方法を付添者とともに検討します。幼児で内服の拒否が強い場合は、食前に行うと嘔吐が防げることがあります。味覚のわかる時期からは、薬の味を嫌う児が増えてきて、薬を混ぜるものによっては苦味を引き起こすことがあるため、飲み合わせに留意します。

36 患者の持参薬をリストに記入しています。

危険ストーリー例

- 入院時に患者の持参薬チェックを怠ると、重複投与、相互作用、規格違いなどの不適切な投薬が行われる。
- 手術目的で入院してきた患者が、術前に持参薬チェックがされていないことで、抗凝固薬を服用中であったため、手術ができず帰宅となった。
- 患者にサプリメントに関する説明をするのを忘れていたので、入院後の薬物治療に支障をきたした。

　入院時持ち込み薬（他院で処方されていた薬剤で、入院時に当院に持ち込んだ薬剤）について作成された「入院時持ち込み表」が診療録にあり、その内容が担当医、担当ナースなど病棟スタッフに周知されることが必要です。また、ジェネリック（後発品）が増え、その使用が推奨されていることから、薬剤師の関与は必須となっています。

　休薬日のある内服薬や麻薬の多様化など、薬剤の種類はますます複雑化しており、臨床現場では持参薬に関するインシデント事例が多発している状況です。

H 皮膚・創傷管理の場面に伴うリスク

37 包帯交換の介助をしています。

危険ストーリー例

● ドクターとナースの両方の鑷子が触れると不潔操作になる。
● 鑷子の持ち手より鑷子の先端が上に向いていると、消毒綿球の液が持ち手のほうに液だれして、鑷子の不潔操作となる。
● アルコールアレルギーのある患者にアルコール入りの消毒液を用いると、創部周囲の皮膚にかぶれを起こし、皮膚創部の回復が遅れる。
● 患者の創部の把握をせず包帯交換の介助についてしまうと、包交器具や包交材料が不足してスムースに処置が進まない。

　清潔操作の基本的手技を身につけましょう。

　包帯交換介助では、創のガーゼをはがしたりガーゼ固定を行うナースと、ドクターの消毒介助をするナースと役割分担をして行うとスムースです。このとき創の観察をしますが、手術創にはドレーンや留置カテーテルが挿入されています。創の状態やドレーンからの流出物、さらに創感染による

離開に注意します。

　また、消毒・観察後はガーゼ固定やドレーンを固定する場合があり、テープを貼る強さ、貼る部位、貼り方、はがし方、テープかぶれのアレルギー反応対策などのテクニックが求められます。多種ある医療用テープやドレッシング材の特徴を知っておきましょう。

I 特殊な状況下での援助に伴うリスク

38 手洗いをしています。

危険ストーリー例

● 手指全体をまんべんなく洗わず洗い残しがあると、手指が媒体となって感染が広がる。
● 手袋装着前後でも、1行為1手洗いの徹底を怠ると、ナースの手が感染媒体となる。
● 石鹸の成分が残っていると、手荒れを起こす。

　病院環境は、医療者にとって、感染リスクの高い危険な場所でもあります。とくに、ケア時に患者と密接に触れ合う機会の多いナースは、感染源とならないようにするとともに、自分の身の安全を守る必要があります。

　院内感染の標準予防策（スタンダードプリコーション）の基本に沿った、手指衛生を徹底することが何よりも重要です。石鹸と流水による手洗いの場合は、十分にすすいで、よく乾かします。荒れた皮膚には細菌の増殖が起こるので、手荒れ予

防のハンドクリームを使用します。現在では、CDCのガイドラインにより、石鹸と流水からアルコールを基剤とした速乾性擦式手指消毒薬（アルコール手指消毒薬）に変わりました。

39 術後の初歩行を始めるところです。

危険ストーリー例

- ●ベッド上での長期安静が続くと下肢の運動がないために、下肢の筋ポンプ作用が働かず静脈のうっ滞が起こり、静脈血栓が起こる。
- ●ナースは、静脈血栓症の予防対策を認識していないと、患者の異変の早期発見ができない。
- ●術後の初歩行時に、ナースが付き添わず患者の呼吸困難や胸痛の訴えを見逃すと、患者の生命が危険となる。

術後の患者の初歩行においては、さまざまな危険があります。なかでも患者の生命の危機ともなりかねないのが、深部静脈血栓症（DVT）です。DVTによって遊離した血栓が肺動脈を閉塞して起こすのが、肺血栓塞栓症（PE）です。DVTとPEを総称して静脈血栓塞栓症（VTE）と呼んでいます。PEは胸痛や呼吸困難、さらにはショックにいたり、重篤な症状をもたらします。PEはDVTの最も重要な合併症の1つで、救命救急処置を必要とします。このもとになる静脈血栓は、血流の停滞の起こりやすい部位（下肢）で形成されやすく、血流うっ滞と血液凝固能亢進が大きく関与しています。血流のうっ滞を起こしやすい主なものが、外科手術後の臥床安静です。そのためには、早期離床を促すことが重要となります。

術後VTEを早期に発見するためには、以下のように対応します。

①術後初回歩行時に必ずナースが付き添います。

②患者が自覚症状（動悸、息切れ、めまいなど）を少しでも訴えればSpO$_2$を測定し、離床前のSpO$_2$と比較します。

③SpO$_2$の低下があれば、12誘導心電図を測定します。

④術前の心電図と比較し、変化があればドクターコールをします。

40 電気的除細動をかけるところです。

危険ストーリー例

- ●術者やその他の人が患者に触れていたり、ベッド近くにいると感電する危険がある。
- ●パドル電極に塗るペーストが不十分で、パドルが皮膚から浮いていると、通電により熱傷になる。

　　●通電時患者は一過性に硬直するので、すでに挿入されている注射針などが外れたり、ベッドからの転落の危険がある。

　　●通電直前に、患者の意識が完全に消失したことを確かめずに実施すると、患者が精神的ショックを受ける。

　致命的な不整脈（心室細動、高度房室ブロック）が出現した場合には、脳虚血が非可逆的になる前の少なくとも３〜４分以内に、素早く除細動を行う必要があります。１人が体外式心マッサージを行いながら、他の１人は電気的除細動器を迅速にセットして通電を行います。通電前後を通じて、呼吸管理を含む救急蘇生法を実施します。

　除細動器（カウンターショック）はいつでも使用できるように、点検整備をしておきます。「取り扱い説明書」で正しい操作方法に習熟しておきましょう。

41 弾性ストッキングを履かせています。

危険
ストーリー
例

　　●患者のふくらはぎや足首を計測せず、不適切なサイズを選択すると、適正な圧は保てず、有効でない。

　　●ストッキングは伸縮性があるため、履かせるときの技術を習得していないとしわができ、血流がうっ滞して効果がなくなる。

　　●ストッキングの着用後も、圧迫がきつくないか患者に確認したり、観察窓から皮膚色、爪の毎日の観察を怠ると、皮膚圧による潰瘍や皮膚アレルギー症状があっても気づけない。

　深部静脈血栓症（DVT）の予防策は、その発生因子である、①血流の停滞、②血管壁の傷害、③血液凝固能の亢進に対するものがあります。ナースが行う場合、主に血流の停滞に関する予防策が中心で、弾性ストッキングの装着があります。

　ストッキングの着用時には、患者にDVTの危険性や、弾性ストッキングで圧迫することで脚の静脈の流れが改善し、血栓ができることを防止するなどの説明をして承諾を得ます。着用後は、少なくとも１日１回はストッキングを脱いでもらい、皮膚の状態や潰瘍形成がないか、脚を清拭して観察をします。麻痺のある患者、感覚障害のある患者はとくに注意して観察します。手術時からストッキングを装着する場合、術中・術後の意識レベル低下、下肢の感覚低下の期間はとくに定期的頻回に、すべり止めバンド部や観察窓が皮膚を圧迫し潰瘍を起こしていないかの観察が必要です。

急変に際し気管挿管の介助をしています。

危険ストーリー例

● 医師は喉頭鏡をのぞきながらチューブを受け取るので、チューブを医師の手中にあいまいに渡すと、医師が受け損じて落としてしまい、挿管に余計な時間がかかる。

● チューブを渡す前に、カフ漏れがないかの確認を忘れると、チューブを挿入した後に換気が正しく行われず呼吸状態が悪化する。

● スタイレットをチューブより深く差し込みすぎると、声門が見えにくくなり、気管損傷が起こる。

● 挿管後には痰が出るので、吸引の準備を怠ると、チューブが痰で閉塞することがあり、呼吸状態の悪化をきたす。

気管挿管の手順は、

① 準備（器具、モニター、薬剤、蘇生バッグ、酸素、吸引など）

② 酸素化

③ 前投薬

④ 鎮静

⑤ 輪状軟骨圧迫

⑥ 気管挿管確認

⑦ チューブ固定

です。それぞれのプロセスに潜んでいる患者に及ぼす危険性について考え、対処していくことが必要です。絶対にしてはいけないこととしては、マスクによる換気ができないときに1人で頑張ってしまうこと（他者の応援を頼む必要あり）、先の⑥で食道への挿管を見逃してしまうこと（継続的にチューブの観察を行って異常がないことを確認する必要あり）があります。介助にあたるナースも、これらについて十分に認識して医師の良き介助者となりましょう。

 重症患者のケア（　　　　　）をしています。ケアの最中に、他の看護師に呼ばれました。

危険ストーリー例

● ① 挿管チューブの固定テープの巻き替えをしている最中に声掛けで呼ばれたことに気を取られ、チューブの固定位置がずれて浅くなり呼吸状態が悪化した。

● ② 挿管チューブから吸引している最中に呼ばれたため、吸引している手が止まり吸引時間が延び患者が苦しんだ。

● ③ 看護師はチームでの仕事をしているので、看護師間の作業状態に配慮したコミュニケーションをとらないと気まずくなる。

ケア（処置）の最中に呼ばれたときに、どう反応するか。まず問われるのは看護師の判断力です。応えるべきか、応えたとしたらどんなことが起きる可能性があるか、といったことです。もう一つ、この場面にあるのがコミュニケーションの問題です。呼ばれたことに対して、どう反応するかは実は大切なことです。たとえば、「今は処置中なので、ちょっと後にして」と言われるのと、「今、○○の処置中ですが、後○分ほどで終わるので待って下さい」と言われるのでは、受け取り方はだいぶ異なるはずです。同じ職場で働いている者同士が、どう声を掛け合うかは、実は、職場の雰囲気を左右しかねない大きな問題なのです。

そして、呼ぶ側にも、状況に応じた声のかけ方が望まれます。もしなにか処置をしているのであれば終わってからにしようなどの気遣いが必要です。本当に緊急な用事以外は、患者の処置中に声をかけてしまうと、なにかしらのミスを招きかねません。

 44 救急患者が搬送されてきました。

危険
ストーリー
例

- ①医療者の視点で患者の症状を救急隊に尋ねないと重要なことを見逃すことになる。
- ②救急外来のチーム内の各自の役割を明確にしておかないとスピード感をもって救急患者に対応できない。
- ③救急隊からの一報を受けたときには、その内容で最大限の準備体制をとらないと患者を救えない。
- ④救急患者を受ける際の感染防止を確実にしておかないと医療者も感染することになる。

救急車が来るということは、事前に救急隊から一報が入っているはずです。この事前の連絡の内容をどう理解するかが、まず重要となります。また、救急救命にはスピードが求められます。一報を受けた看護師は、患者の様子を確認すると同時に、救急隊に聞くことを考えておかないと、スピード感をもって処置ができません。

救急では、たとえ無駄になっても万全な状態で迎えることが大切です。そのため、救急車を迎えるスタッフには、経験豊富な看護師が歓迎されます。病棟看護師の業務も大切ですが、今後は、外来看護師の役割がより重要になってくると考えられます。最初のトリアージとなるため、それにふさわしい知識・技術が求められます。これは人員配置の問題であるとともに、教育・研修体制の問題でもあります。管理者の考え方が問われるところです。

特に中小病院では、恒常的な人手不足でもあり、人員配置も教育も、そう簡単な問題でないことを理解できますが、管理者の方々にはしっかりと考えてもらいたいと思います。

J 認知症患者への援助の場面に伴うリスク

45 認知症の患者を車いすに移乗させました。となりには看護師がいます。

危険
ストーリー
例

● ①静かに座っていると思われた患者が急に立ち上がり車いすごと転倒した。
● ②患者は自分に関心を向けてくれない看護師の態度にいら立ち、看護師の髪をつかみ乱暴した。
● ③隣にいる看護師に話しかけても看護師は黙って仕事を続けているので、患者は大声を発して周囲の患者を不安にさせた。

　認知症は、外見からはどんな症状があるのか、またその程度などを知ることは困難です。そのため、今、目の前にいる認知症患者の症状の程度や嫌がることなどを把握していないと、突然の思いも寄らない行動につながり、事故となる危険性があります。

　静かに落ち着いているように見えたので、他の仕事をしていたところ、突然に立ち上がり歩き出したりなど、事故につながりかねないことはしばしば起こります。

　認知症ケアの難しさは、こうすれば大丈夫という解答がないところにあります。突然の行動を防ぐのも容易ではありません。行動を止めようとすれば身体抑制になってしまいます。

　ではどうすればいいのかと問いたくなるかもしれませんが、これには解答がありません。一つ言えることは、患者の人権と自由を最大限に守りつつ、安全をどう作っていくか考えることが大切ということです。

　また、認知症ケアでは、患者に対して怒りを感じることも珍しくありませんが、「この人は○○で…」と人格を否定するのは厳禁です。認知症はいろいろなことが難しくなってくる病気です。患者ではなく病気がさせているということを理解するのも重要です。

46 安全を守るため認知症患者にミトンを使用しました。

危険
ストーリー
例

● ①患者にとってはミトンをされている理由が理解できないため、ますます嫌がってケアに抵抗してしまう。
● ②抵抗して暴れる患者を看護師は押さえつけようとして、過剰な抑制手段をとってしまう。
● ③認知症があるために状況理解がまったくできず、物を叩いたり引っ張ったりして自傷行為を引き起こす。
● ④ミトンをされている患者は手の自由を奪われるという極度の苦痛を感じる。

身体抑制はできる限りしないことを原則にしなければなりませんが、やむなくせざるを得ない場面があるのも事実です。ただし、患者がチューブを自己抜去しないよう患者の安全を守りたいといった看護師の思いが、抑制をますます過剰にしていないか見直したいものです。身体抑制を何の目的でするのか、その期間や方法については院内での身体抑制手順を作成することが重要です。患者にとっては身体抑制をされることで人間的喪失感を抱くこともあるのです。だからこそ看護師個人の自己判断によらず、チームとしての標準手順に従ったケアの実施と抑制の解除基準も持たなければなりません。この場面ではミトンという抑制方法をとっています。患者は手の自由を奪われることをよしとしてはいないでしょう。ミトンを装着しっぱなしにはしないことが重要です。ミトンの中で指を動かしミトンの布の繊維が指に巻き付いて指が壊死を起こしたという事例もあります。毎日ミトンを外して、手の観察と清潔に注意することは必要です。

　抑制についてはいろいろな意見があると思います。厚労省が示した抑制の三原則（切迫性・非代替性・一時性）も参考にしながら患者ごとのあるべき状況について考えていきましょう。

■編著者紹介

杉山良子 <small>（すぎやま　よしこ）</small>

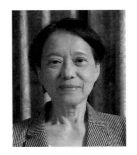

1972年3月	日本赤十字武蔵野短期大学　看護学科を卒業し、
	同年4月より、武蔵野赤十字病院に看護師として勤務する。
1984年4月	神奈川県立看護教育大学校 教育学科コースに入学
1985年3月	同上卒業し、武蔵野赤十字病院に復職する
1999年より	武蔵野赤十字病院看護部門の看護安全委員会委員長となり、
	医療安全活動に直接的に関わり始める
2004年4月より	武蔵野赤十字病院医療安全推進室所属の専従リスクマネジャーとなる
2012年4月より	日本赤十字社　医療事業部　医療安全課長として転任する
2013年4月より	パラマウントベッド（株）技術開発本部　主席研究員、顧問
現在	転倒・転落研究会（RoomT2）代表
	（一社）医療安全全国共同行動　企画委員、改善アドバイザー
	日本転倒予防学会代議員

改訂新版　ナースのための危険予知トレーニングテキスト
—医療安全教育・研修にすぐ使えるＫＹＴシートつき

2022年9月15日発行　第1版第1刷

編著者　杉山 良子

発行者　長谷川 翔

発行所　株式会社メディカ出版
　　　　〒532-8588
　　　　大阪市淀川区宮原3-4-30
　　　　ニッセイ新大阪ビル16F
　　　　https://www.medica.co.jp/

編集担当　猪俣久人
装幀・組版　株式会社イオック
KYTシートイラスト　福井典子
本文イラスト　清水みどり
印刷・製本　日経印刷株式会社

ISBN978-4-8404-7875-5　　　　　　　　　　　　　　Printed and bound in Japan

当社出版物に関する各種お問い合わせ先（受付時間：平日9：00〜17：00）
●編集内容については、編集局 06-6398-5048
●ご注文・不良品（乱丁・落丁）については、お客様センター 0120-276-591